九种体质养生

李玉峰　主编

U0216654

中国纺织出版社有限公司

图书在版编目（CIP）数据

九种体质养生 / 李玉峰主编 . -- 北京：中国纺织
出版社有限公司，2025.1. -- ISBN 978-7-5229-2043-6

Ⅰ . R212

中国国家版本馆 CIP 数据核字第 2024M0N232 号

责任编辑：舒文慧　　　　　特约编辑：吕　倩
责任校对：高　涵　　　　　责任印制：王艳丽

中国纺织出版社有限公司出版发行
地址：北京市朝阳区百子湾东里A407号楼　邮政编码：100124
销售电话：010—67004422　传真：010—87155801
http://www.c-textilep.com
中国纺织出版社天猫旗舰店
官方微博 http://weibo.com/2119887771
天津千鹤文化传播有限公司印刷　各地新华书店经销
2025年1月第1版第1次印刷
开本：700×1000　1/16　印张：14
字数：215千字　定价：68.00元

凡购本书，如有缺页、倒页、脱页，由本社图书营销中心调换

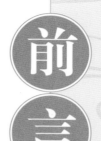

前言

　　养生保健这个词越来越多地出现在我们的生活中。人们越来越关注自己的生活质量，美丽、健康、长寿是人们普遍关注的话题。与此同时，种类繁多的保健品占据着药店半壁江山，保健品的宣传广告也随处可见。

　　事实上，很多人对保健和养生的认识存在着误区。一些人以为，工作累了，压力大了，熬夜多了，吃点保健品调理调理就好了，全然不管这些保健品是否合自己的"胃口"；或者为了减肥只喝水不吃主食……这样的观点很害人。我们知道，要想身体健康，首先要养成一个良好的生活习惯。其次，在日常生活中也要注意多学习科学的养生保健知识，真正懂得科学养护、调理自己的身体。

　　中医养生奥妙无穷。中医学中，蕴涵着大量珍贵、实用、方便、有效的养生方法和技巧，这些方法和技巧是我们的祖先一辈一辈的亲自实践过，再总结、归纳、吐故纳新；它们安全、绿色、不良反应相对较低，更难得的是便于操作、经济实惠；历经了千年的传承，历久弥新。它们是我们日常调养身体、防病治病的随身医师。

　　其中，通补是中医养生的一个重要概念。它强调的是顺应自然规律，根据个人体质的具体情况，采取相应的调养措施，以达到调和阴阳、补充气血、疏通经络的目的，从而增强体质、预防疾病、延缓衰老。这与盲目使用保健品的做法形成了鲜明对比。

　　中医理论认为，人体体质可分为九种基本类型：平和质、气虚质、阳虚质、阴虚质、痰湿质、湿热质、血瘀质、气郁质和特禀质。每种体质都有其独特的生理和心理特征，以及相应的养生方法。通过辨识自己的体质类型，我们可以更有针对性地进行养生，从而达到事半功倍的效果。

本书基于中医的九种体质分类，为现代人提供了一种全面而深入的养生方式。书中不仅详细介绍了每种体质的特征和调养方法，还提供了实用的养生食谱、运动方法和按摩疗法等，帮助读者实现身心和谐。

通过阅读本书，读者将学会如何根据自己的体质进行科学的养生保健，而不是盲目地依赖保健品。这不仅有助于提高养生的效果，更能避免不必要的健康风险。

让我们一起翻开这本书，探索中医养生的深邃智慧，享受健康、活力和长寿的生活吧！

编者
2024年5月

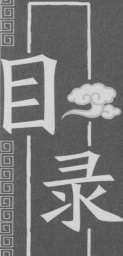

 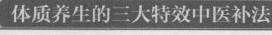
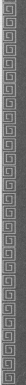

针对九种体质的分型补养方案

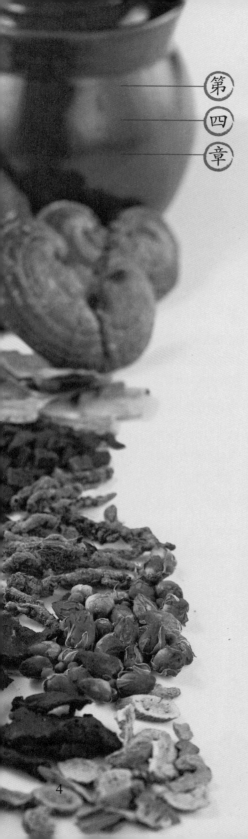

第四章 针对不同人群的个性化补养方案

第五章

针对各个脏腑的辨证补养方案

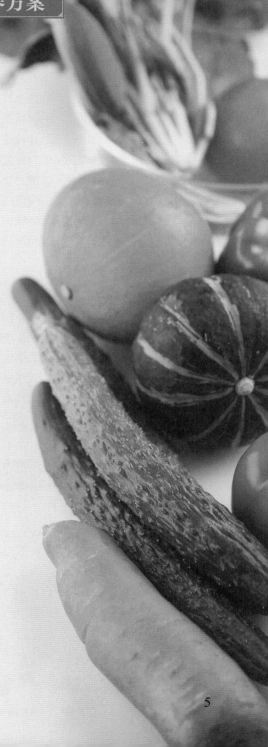

一年四季各有侧重的顺时补养方案

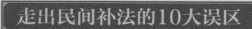

走出民间补法的10大误区

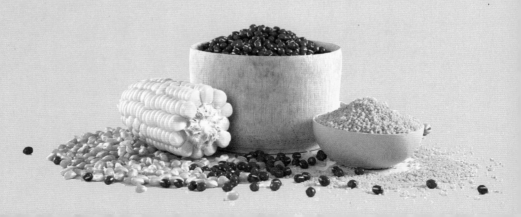

第一章

补法是中医养生理论的精华

现代人对健康问题越来越重视，很多人都会把『进补』挂在嘴边。但是究竟什么是『补』？九种体质如何『补』才能健康有效呢？掌握了本章所讲述的中医补法理论，你就会对这些问题有所了解了。

了解中医补法的奥秘

正确理解中医补法的养生理念

中医对于人体的理解

◎ 人体是一个有机的整体：人是自然界的一部分，人和自然环境是一个有机的整体。这就是中国古代哲学及中医常说的"天人合一"。所以，中医特别强调顺应自然界的四时来对人体进行调养，也就是"顺时养生"。

◎ 人体内部的形体结构是一个统一的整体：人体的五脏、六腑、奇恒之腑、四肢、五官、九窍之间密切联系，相互协调，共同组成了活生生的人类。正常生理功能发挥依靠的是脏腑器官的功能相互配合，相互协调。而五脏六腑及各个形体官窍功能发挥的物质基础概括起来就是精、气、血、津液。这些物质正常地运行于全身，保证了我们日常各项活动的正常进行，比如走路、学习、工作、游泳、跑步等。

◎ 人的生理活动与心理活动也是一个有机的整体：中医称为"形神合一"。有些人，尤其是女性朋友会有一生气就吃不下饭的经历，这其实就是心理活动影响生理活动的表现。有的人在上学时有这样的经历，在上午最后一节课时饿昏了头，以至于无法集中精力听老师讲课，只想去食堂吃可口的饭菜。这又是生理活动影响心理活动的典型例子。

◎ 以气为根本：人与自然界都以气为根本，气又分为阴气和阳气两种，阴阳二气的相互运动、相互作用构成了世间的万物。阴阳二气的协调及其正常功能的发挥也保证了人体的健康状态，让人们可以更长寿。

影响人体健康的各种虚证

人体的精、气、血、津液的充足以及阴阳的协调是我们健康的基础。但是多种因素会消耗这些精微物质，比如工作繁忙，学习任务重，长期不正常的生活习惯，不正确地用一些药物，外伤或手术导致的大量失血，长期慢性疾病的消耗，这些因素都会导致精、气、血、津液这些精微物质的亏损，致使人体产生虚证。人体有各种各样的虚证，有精亏、气虚、血虚、津伤、液耗，还有阴虚、阳虚。一般来说，相对于血及津液而言，气是无形的功能，血和津液是有形的物质。功能属阳，物质属阴，血虚、津伤、液耗是阴虚的特殊形式。

具体来说，气虚证是指机体元气不足，脏腑组织机能减退。多因先天不足，或后天失养，或久病、重病、劳累过度、年老体弱等因素，导致元气不足，使气的推动、固摄、防御、气化等功能失司而成。

血虚证是指血液亏虚，不能濡养脏腑、经络、组织。其形成主要因为两个方面：一是血液耗损过多，主要见于各种急慢性出血；或久病、重病耗伤阴血；或思虑过度，暗耗阴血；或虫积肠道，耗吸营血等。二是血液生化乏源，可见于禀赋不足；或脾胃运化功能减退；或进食不足；或因其他脏腑功能减退不能化生血液；或瘀血阻络，新血不生等。

气血两虚证是指气血不能互相化生，以气虚和血虚症状相兼为主要表现的证。气虚证发生，多是素体虚弱，或久病不愈，耗伤气血；或先有气虚，气不生血，或因血虚，化气乏源，气随之不足；或失血，气随血耗等原因。

津液亏虚证是指机体津液亏少，形体、脏腑、官窍失却滋润濡养和充盈。津液亏虚证形成，一般是因为：高热、大汗、大吐、大泻、烧伤等，使津液耗损过多；外界气候干燥，或机体阳气偏亢，暗耗津液；饮水过少，或脏气虚衰，津液生化不足。

阳虚证是指人体阳气亏损，其温养、推动、气化等功能减退。多因久病伤阳，或气虚进一步发展；或久居寒凉之处，或过服苦寒清凉之品，耗伤阳气；或年老命火渐衰等而成。

阴虚证是指人体阴液亏少，其滋润、濡养等功能减退，或阴不制阳，阳气偏亢。多因热病后期，或杂病日久，耗伤阴液；情志过极，火邪伤阴；房室不节，耗伤阴精；过服温燥之品，暗耗阴液；年高体衰，阴液亏虚所致。

当人体出现各种各样的虚证时就会出现各种病理状态。结合相应脏腑

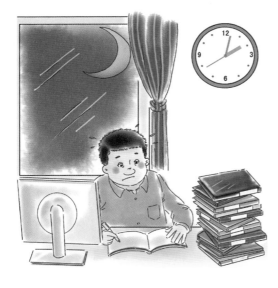

● 熬夜工作是导致虚证的重要原因之一

出现的虚性病症而言，心气虚会导致心悸、胸闷、气短；肝血虚会导致女性月经量少、手足爪甲失去光泽、面无血色、视力减退、手足震颤；肺阴虚会导致咳嗽无痰、口干舌燥、盗汗等；脾阳虚会导致腹部冷痛、四肢发凉、大便质稀；肾精不足会导致小儿发育迟缓、男子不育、女子不孕、成年人早衰、牙齿松动、脱发；津液不足会导致皮肤干枯甚至皲裂、小便短少、大便干结。

虚证可用补法来治

中医有"虚则补之"的说法，也就是虚证可采用补法来治疗。再结合到具体的虚证，有补气、补血、补阴、补阳、补津液、补精的治法。当然有些补法说法上可能会有所不同，但意思和功效其实是一致的，比如补气可以叫作"益气"，补血可以叫作"养血"，补阴可以叫作"滋阴"，补精可以叫作"填精"等。另外，有些补法若结合具体的脏腑也会有其具体的说法。比如，针对上述心气虚的治法是补心阳，针对肝血虚的治法是养肝血，针对肺阴虚的治法是滋肺阴，针对肾精不足的治法是填肾精，针对津液不足的治法是补津液。

这些只是一些法则，中医补法的具体方法应该还包括药补、食补、针灸按摩补法以及相应的有补养作用的功法。

 # 中医补法的三大原则

原则一：立足于保护脾肾

◎脾胃是后天之本：脾是"气血生化之源"，胃是"水谷之海"。换言之，人吃进去的食物，都要经过胃接纳以后，再把食物腐熟，以便于脾脏消化。脾再经过消化，把食物中的精微物质吸收以后，再在相应脏腑的协调下化生为气、血、津液等，然后将这些精微物质运送到全身，促使全身的脏腑器官发挥正常的生理功能。所以，脾胃又被称为"后天之本"。

◎补法重视护脾的体现：人体出现各种虚证，基本建立在两种基础之上：一是精微物质不能很好地被人体吸收，二是精微物质过多地消耗。对于第一种情况，可以说是脾胃的消化吸收功能出现了异常，使吃进来的食物还没来得及被充分利用就被排出体外。就像看书走马观花一样，看完书并没有了解这本书具体说些什么。这种情况下，应首先调理好脾胃。通过多种补益脾胃的方法，可使脾胃运化功能正常，以便更多地吸收食物中的精微物质。对于第二种情况，应直接补益相应的精微物质，比如肝血虚应补血，肾精不足应补肾精。但是有的时候反而起不到合适的效果，这是因为服用补益药过多的缘故。就好像当河道里的河水过多时，有可能造成决堤，引发洪水。脾胃也一样，过多的补益药也会造成脾胃负担加重，出现运化不利的情况。比如，在药补中我们可以在这些补益的方法之中，加上一些帮助脾胃运化的药，如陈皮、木香等。

◎补法重视护肾的体现：与"后天之本"相对应的是"先天之本"——肾。肾是生命的根本，是人体元阴、元阳所在的地方。也就是说，人体的阴阳根本在于肾，尤其是人体各个脏腑的阴阳都植根于肾。所以，肾阴、肾阳充足是人体正常生命活动的基础。同时，肾有促进人体生长发育的功能，也就是小孩的生长发育靠肾气的充足。如果肾气不充足，有可能造成发育迟缓的现象；中老年人肾气不足会造成未老先衰等现象。所以补肾能达到延缓衰老的作用。

因此，中医的补法大多立足于维护人体的先天和后天，也就是保护脾肾为重点，再辅以其他的方法，达到强身健体、延年益寿的功效。

原则二：采用补法的同时要兼顾攻法

在现实生活中，纯粹虚证的人比较少见，多数是虚中夹实，也就是有实邪的留存。比方说阳虚的人往往由于阳气不足导致体内过多液体留存而形成水肿，血虚的人往往血液运行不畅反而会有血瘀的状况。同时，在进补的同时，人体不能将精微物质充分吸收而形成痰；补阳药服用过多反而会造成阳气过盛形成邪热。

中医在进补的同时要考虑到患者本身存在的实邪，比如有痰湿的要祛湿化痰，有食滞的要消食化滞，有热盛的要清热。同时要考虑到补养过度可能会产生一些内生的邪气，如补阳过久要注意有没有热盛，出现咽喉肿痛等体征；补气过久了要留意有没有气滞，引起腹胀、胸闷等体征；滋阴药吃多了要小心有没有痰湿潴留，产生咳痰的体征。一旦出现这些情况，就要运用相应的治法，攻补兼施。

原则三：补法的基本点在于调整阴阳的平衡

人体要健康就要维持身体阴阳平衡。《素问·生气通天论》中说"阴平阳秘，精神乃治"，也就是说阴气平和、阳气固密、阴阳平和协调而保持相对平衡的状态，人体内的精微物质和外在的精神状态才能正常。

调整阴阳的补法很多，但总的来说气属阳，血、精及津液属阴，所以各种补法的基本点都是在调整阴阳的偏衰，使其重归"阴平阳秘"的动态平衡状态。

但是调整阴阳的补益药太过也会使人产生不适，比如补阳药过多了会出现咽喉肿痛等阳盛症状。此时的治法应从补阳转为泻热，但仍不能离开阴阳平衡的原则。

中医补法好处多

中医有各种各样的补法，通过这些补法来养生对人体健康有很多好处，不仅可以防治疾病、调理脏腑、补充营养，还能延年益寿。

防治疾病

各种虚证是在多种致病因素的作用下，对人体精微物质的消耗，进而出现相应脏腑功能受损，致使人体气血阴阳的平衡遭到破坏而出现的病态。这时就要选择适当的方法，使人体的正气充盈，并使机体气血阴阳偏衰的状况得到调整，从而恢复平衡，达到有病治病、无病防病的目的。

◎ 对症进补：虚证只是一个总称，在对虚证进行补养时，还应结合发病的相应脏腑，找到虚证的病因，即是何种虚证，再进行相应的补养。比如说气短，首先要分辨清楚是不是虚证。如果是虚证，还要进一步明白是心气虚、肺气虚，还是肾气虚。然后再针对性地选择相应的补养方法。

◎ 以补防病：很多补养方法对一些疾病的发生有比较好的预防作用。如果平时注意合理进补，可以增强身体对这些疾病的抵抗能力。比如中医有名的方剂玉屏风散是防治感冒的较好方子，长期服用能够增强人体的正气，尤其适宜那种由于肺气虚所导致的感冒，且伴有自汗、怕冷等症状患者服用。有些人喜欢通过喝板蓝根之类的清热之品来预防流感，但是有些人就是由于喝了这些清热的板蓝根、连翘而拉肚子，丝毫起不到预防流感的作用。像这样的人可以试一试玉屏风散，方子就是黄芪、白术、防风。当然，前提条件是能明确断定自己肺气虚，方可服用。

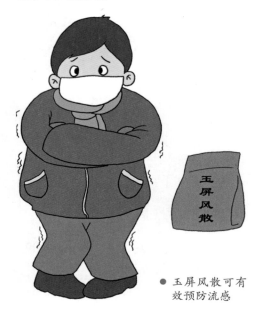

● 玉屏风散可有效预防流感

6

调理脏腑

◎ **多脏腑虚证并见**：在现实生活中，一个脏腑出现虚证还可能影响到其他脏腑，从而导致多种脏腑同时出现虚证的情况。这是因为人体的气血津液并不只和一个脏腑相关。比如在现实生活中可以见到心肝血虚所导致的失眠、面白无血色等症状，这种情况下要心与肝同补，才可以起到改善症状的作用。

◎ **虚实并见**：在现实生活中，一脏的虚证也会导致一些虚实夹杂的病症。比如中医常说的脾虚肝盛就是这样的道理。因为正常情况下，肝脏对脾脏有一定的克制作用。脾胃虚寒的患者，这种克制关系反而会成为肝盛这一病理状态产生的条件，以致出现腹痛、腹胀等肝气郁滞的状况。这时补脾可以有效地防治这种情况，若结合疏肝效果会更好。

补充营养

中西医对人体的认识不同，但所患病的人是一样的，所以对有些疾病的治疗上有相互借鉴的地方。西医的营养不良与中医的虚证有许多相同之处，在治疗上可以借鉴中医的补法。

补养的中药及药膳的材料大多来自天然，其中含有多种人体所必需的营养物质。当我们进行药补及服用药膳时，这些营养物质就可以直接被人体所吸收利用，以补充人体营养物质的缺乏，从而有效地防治营养物质缺乏症，如多种维生素缺乏症、某些微量元素缺乏症等。一些常见的补药含有多种营养成分，比如红枣含有蛋白质、脂肪、有机酸、糖类、维生素A、维生素C、微量元素钙、多种氨基酸等，服用后可以直接吸收，可有效改善病症。

延缓衰老

中医补养还有很好的抗衰老、延年益寿的作用。

◎ **补肾精可延缓衰老**：肾藏精，是先天之本，是人体的元阴和元阳所藏之处。人体的一切生理功能的根基都在于肾精的充足，肾精充足，肾气就充盛；肾气充盛，人体各项生理活动就正常，促使人体保持健康。如果肾精不足，气血津液的生化不足，就会出现未老先衰的状况，比如四十岁的人出现脱发、牙齿松动、耳聋、耳鸣、腰酸腿疼等。所以抗衰老的关键在于补肾养精。在这方面，中医有很大的优势。

◎ **抗氧化作用**：氧化是肌肤衰老的最大威胁，人体自身会合成一些抗氧化物质，也可由食物供给一些抗氧化物，以延缓衰老的过程。老年人体内抗氧化物的活性降低，一些氧化物

（比如自由基）就会产生，而人体一旦不能及时清理有害物质，就会导致皮肤上的色素沉淀过多，肌肤松弛、老化甚至产生老年斑。一些有补益功效的中药就可以有效地清除自由基，激活体内的保护性物质，从而抗衰老。比如人参中含有的人参皂苷、麦芽醇，就可以清除体内引发衰老的自由基，从而保护生物膜免受自由基的破坏。

◎调节代谢：基础代谢是指人体维持生命的所有器官所需要的最低能量需要。随着年龄的增大，人体的基础代谢水平下降，也就是对各种物质的代谢功能下降，从而加快了衰老的过程。而有些补益中药就具有增强代谢功能、调节血糖血脂代谢的作用。比如枸杞子、薏米能降低血糖；人参对血糖有双向调节作用，既能使葡萄糖性的高血糖症的血糖降低，又可使胰岛素过高引起的低血糖症的血糖升高；何首乌能调节血清胆固醇。

◎提高免疫力：免疫力是人体自身的防御机制，它能够帮助人体识别和消灭外来侵入的任何异物，比如病毒、细菌等；它还能处理衰老、损伤、死亡、变性的人体细胞以及识别和处理体内突变细胞和病毒感染细胞。另外，老年人的免疫力也会下降，患病的概率会增高。有些补益性的中药就能提高人体的免疫力，有较好的抗衰老作用，如人参、黄芪、白术等；针灸一些穴位也可以增强人体的免疫力，比如足三里、关元穴等。

◎延缓脑衰老：随着年龄的增长，人的脑细胞也会大量萎缩乃至死亡，甚至脑的重量也会减轻，所以老年人的思维、记忆能力会减退。一些补益中药能够有效地延长脑细胞的寿命，提高智力和记忆力，改善听力和视力，从而达到抗衰老的目的，比如何首乌、冬虫夏草等。

● 一些补益中药可延长脑细胞的寿命，从而具有提高记忆力、改善听力和视力的作用

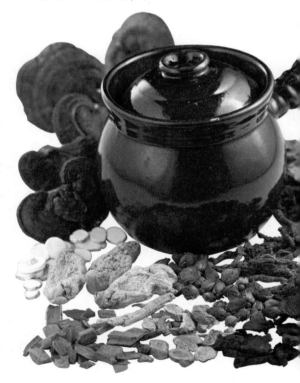

进补讲科学，养生才有效

认准进补的适宜人群

一般来说，以下人群适合进补：工作繁忙、学习任务重导致劳心、劳力者；外伤或手术导致大失血者；长期慢性消耗性疾病导致的病后体虚者；产后体虚的产妇；先天不足，向来体虚损者；年老体虚者。这些人群或者气虚，或者血虚，或者阴虚，或者阳虚，或者精亏，或者津液不足。如果进补的话，还要分清是何种虚证。

气虚者

气虚主要是因脏腑功能减退所致。其症状为少气、不想说话、特别容易疲劳无力、头晕眼花，稍微一活动就出汗，脉虚弱无力。生活中常见的是肺、心、脾三脏的气虚，肺气虚常见的是活动就呼吸紧促、气短、气喘吁吁；心气虚表现为心不自觉地跳动、胸口憋闷、气短、脉跳节律不规

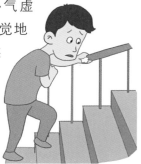

● 气虚者稍微爬一会儿楼梯就会气喘吁吁

整；脾气虚常常表现为吃得少、不想吃东西、经常拉肚子或者出现脏器下垂，如脱肛、子宫下垂等。

血虚者

常见的症状有面色苍白或者萎黄、没有光泽，口唇淡白，爪甲苍白，头晕眼花，脉细无力。生活中常见的是心肝血虚。心血虚表现为心不自觉地跳动，失眠，女性的月经量少、色淡甚至闭经等；肝血虚表现为眼睛看不清东西，筋脉抽动或者震颤，手足发麻等。

阴虚者

主要表现是午后发热，手足心热，口干咽燥，心烦不眠，两颧发红像涂了红胭脂一样，睡觉时出汗，肢体消瘦，尿少，便秘；女性还会出现

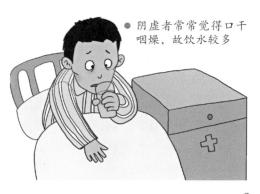

● 阴虚者常常觉得口干咽燥，故饮水较多

9

月经量少或者闭经等情况。结合到具体的脏腑，肺阴虚还可见干咳少痰，肝阴虚还可见两眼干涩，肾阴虚还可见腰酸腿软。

阳虚者

主要表现为四肢发凉，怕冷，身体蜷缩着睡觉，特别想睡觉，便稀，小便清长或者不顺利，脉沉而缓。生活中比较常见的是脾肾阳虚。脾阳虚常见腹部冷痛；肾阳虚常见阳痿，精液不自觉地滑脱，女性闭经或者不孕；脾肾阳虚常表现为晨起黎明前腹泻。阳虚到极点就是亡阳证，表现为大汗不止像刚洗完澡一般，出汗后身体发凉，脉微欲绝。

● 阳虚者即使盖着厚厚的被子也觉得浑身发凉

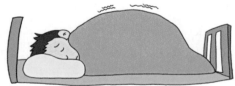

精亏者

主要是指肾精亏虚，通常表现为小孩的生长发育迟缓，囟门闭合较晚，骨骼痿软，动作迟缓，智力低于同龄人，男性精少不育，女性经闭不孕，成年人出现脱发、牙齿松动、腿软无力等未老先衰的症状。

津液不足者

表现为口舌干燥，咽喉发干，皮肤干枯甚至皲裂，小便短少，大便干结；严重者眼窝塌陷，骨瘦如柴，称为津亏液脱。

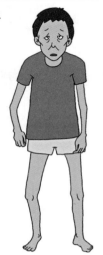

● 严重的津液不足者多表现出眼窝塌陷、骨瘦如柴等体征

多种虚证可并用不同补法

日常生活中各种虚证单独存在的情况较少，常常会出现多种虚证并存的情况。这是由于人体内精微物质存在内在的联系。这种情况下就要多种补法并用，千万不可只偏重某一种补法。

补气法与补阳法并用

从阴阳属性上来说，气属阳。气虚证如果进一步发展就有可能转变为阳虚证。如脾气虚证常见腹部发胀，不想吃饭，大便质稀；如果再进一步发展，就会发展为腹部疼痛，用热水袋焐后或手按后疼痛稍缓解，四肢发凉，即为脾阳虚证。所以，补气法和补阳法常常并用，即在药补上将补脾气的黄芪、白术和补脾阳的干姜、肉桂等同用。

补气法与补血法并用

从气血化生角度而言，血是有形的，比较容易化生；气是无形的，不太容易化生。气虚无力化生血液，可导致血虚。比如脾气虚时间久了，食物的精微物质长期不能被吸收，人体内血液化生不足，会造成心血虚。血虚也可导致气虚，比如长期的痔疮失血，可造成不想吃饭、大便质稀等脾气虚的症状。这两种情况都可以称为"心脾气血两虚证"。

常用的中成药人参归脾丸就可以治疗该病，因为此方中用了补脾气的人参、白术、黄芪，并配以补益心血的当归、桂圆肉等。

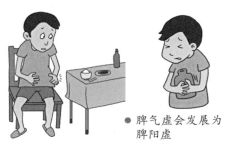

● 脾气虚会发展为脾阳虚

补气法与补阴法并用

日常生活中可以见到或者经历这样的情况，高烧持续不退时，人出现的不仅仅是口渴，有时还会出现全身无力的情况。这多半是气阴两伤所致。因为阴液的化生需要气，并且津液是气的一个载体。这种情况，就需要补气和滋阴并用，比如常用的生脉散就是补气的人参配上滋阴的麦冬。

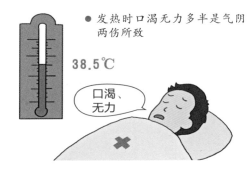

38.5℃

口渴、无力

● 发热时口渴无力多半是气阴两伤所致

补阴法与补血法并用

从某种程度上讲，血是津液的一种特殊形式。所以中医有津血同源的说法，也就是两者的来源相同。两者之间的虚证常常并见，比如失血过多的患者多会自感口渴。这种情况就要滋阴和养血并用。

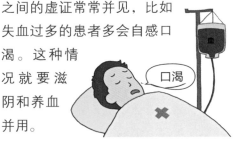

口渴

● 血虚阴亏者常会感到口渴难耐

补阴法与补阳法相配

中医理论认为阴阳互根。阳气的化生需要阴液，这就好比没有水的蒸发就没有天空的云彩一样。阴液的生长需要阳气的温煦，这就像冰块需要加热才能产生水一样。

日常生活中，阴虚证可以导致阳虚证，阳虚证可以导致阴虚证。这种情况在肾的相关虚证中可以见到。所以补肾气的名方"金匮肾气丸"中就有补阳的附子、桂枝，并配上滋阴的熟地黄。

● 阴阳互根

"三因"制宜的量身进补原则

中医有"三因"制宜的说法，具体说来就是因时、因地、因人制宜。人体在进补时，也要遵循这个原则，要做到量身进补。

因地进补

人体所处的环境不同，进补的方法也不同。人体所处的环境由空气、阳光、水源、植被、土壤、住宅、社会人文等因素组合形成，从而形成人类生活、工作的外部条件。这些因素影响着人的各种活动，当然也会影响到人的生理活动。

人体如果适应外部环境，就会促进人类的健康长寿；一旦不适应这些环境，就会对人体造成伤害。在进补时就要充分考虑到这些因素，通过补益来增强人体对环境的适应能力，使补养的效果达到最佳。

◎ **干燥环境中宜养阴生津**：如果人生活在干燥的环境中，或者所在地长期干旱少雨，最典型的就是生活在沙漠中，外界的燥气非常盛，会过多地消耗人体内的津液，使人体内的阴液不足，从而出现口鼻干燥、皮肤干裂、咽喉发干、小便少、大便干等症状。针对这种情况应采取养阴的法则，可服用一些滋养阴液、生津的药物和食物，比如沙参、麦冬、玉竹、石斛、梨、松仁、蜂蜜等。

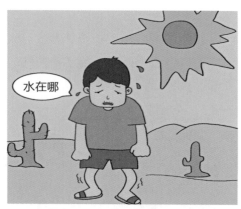

水在哪

● 干燥环境因燥气盛，易使人体内津液不足，以致造成口干舌燥

◎ **潮湿环境中宜健脾益气**：如果生活、工作的环境过于潮湿，会损伤人体的脾胃。因为脾有运化水湿的功能，也就是将体内过多的水液运化吸收。体外潮湿的环境加重了脾的负担，运化不及时，就会产生一些病

症，比如腹胀、胸闷、不想吃饭等。这种情况下，可服用一些健脾祛湿的药物，比如茯苓、薏米。

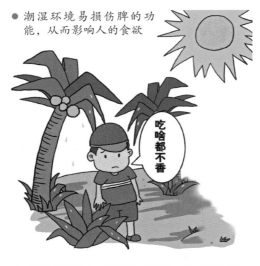

● 潮湿环境易损伤脾的功能，从而影响人的食欲

◎炎热环境中宜滋阴益气：我们都知道夏季容易发生中暑，这其实就是在高温环境中发生的耗气伤阴的结果。有的人在高热环境下工作，比如在锅

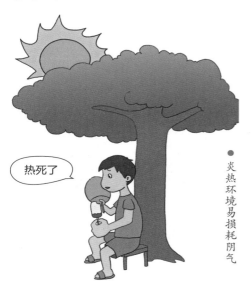

● 炎热环境易损耗阴气

炉旁工作，也会出现有类似中暑的表现，如不想吃饭，全身发热且无力。这其实也是在高热环境下出汗过多伤阴，热度过甚又耗气导致的气阴两虚的结果。

◎寒冷环境中宜温补阳气：如果生活在非常寒冷的地区（如我国东北地区），或者在非常寒冷的环境下工作（如在冰库或冰室），人体便会调动自身内的阳气来抵御外在的邪气，日久必然会损伤人体内的阳气，导致阳气虚。这种情况下就要注重温补阳气，比如北方冬季炖肉的过程中加生姜、肉桂等温性的调料，就是很好的补法。当然，也可以采用温灸关元穴等方法来达到温补人体阳气的目的。

针对上述情况，补益原则应是滋阴益气，可以服用益气的太子参、黄芪配玉竹、沙参等。

因时进补

人与自然界是密切联系的有机整体。四季不同，人体的气血阴阳也会有相应的变化。所以中医进补也应该根据四季阴阳消长的不同，把握四季气候和人体五脏六腑的内在联系合理地选择进补的方法。具体来说，春季进补重在"升"，夏季进补重在"清"，秋季进补重在"平"，冬季进补重在"滋"。

因人进补

从不同的角度划分，人可以分为不同的群体。从体质划分，有阴虚质、气虚质、气郁质、血瘀质等；从年龄划分，有儿童、青年、老人；从性别划分，有男性、女性；就工作方式而言，又分为脑力劳动、体力劳动及脑体结合者；就人的体态而言，又有偏胖者、偏瘦者、中等者。由于各个人群都有各自的特点，人的进补原则也应有所不同。这里详细介绍一下偏胖、偏瘦者的进补方法。

◎偏胖的人应益气化痰：俗话说"胖人多湿"，这是说胖人的体内多有痰湿。体内痰湿过多，会导致脾胃运化功能不利，影响机体对食物中精微物质的吸收，日久就会造成气虚。比如，一些体态偏胖的人，稍一运动就会出现心悸、气短、出虚汗、身体沉重、容易困倦、痰多等症状，这是由气虚和痰湿内蕴所导致的。此时的补养要注意与补脾益气和祛湿化痰相结合，以便于脾气健运、水湿运化，最终使人体恢复健康。比如选补益药时可选用具健脾祛湿功效的白术、茯苓、薏米等药，针灸时可选用健脾功效强的足三里、丰隆穴。

◎偏瘦的人应益气养阴：脾气虚弱是身体瘦弱的人常出现的病症，因为脾胃将食物消化及输送营养至全身。如果脾胃虚弱，脏腑及肢体就会因得不到滋养而变得消瘦。所以，气虚的瘦人可以服用补脾益气的人参、白术、黄芪、山药等中药。俗话说"瘦人火多"，也就是说身体瘦弱的人常常会阴液不足、虚火旺盛，出现口干舌燥、便秘等病症。针对这种情况，就可以采用滋阴清热的方法。

● 不同群体的人有着各自不同的特点，因此进补的原则也应有所不同

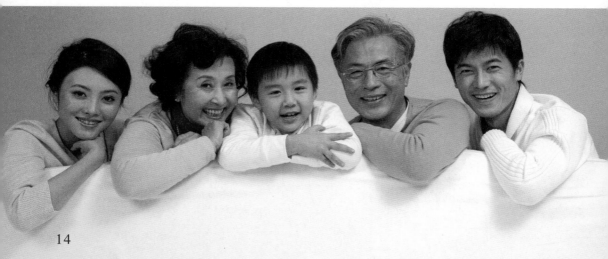

第二章

体质养生的三大特效中医补法

中医对九种体质的养生方法包括中药、针灸等，对虚证的辅助改善方法也有不少：

服用补药、按摩、针灸强健人体的穴位等。本章将从中选出几种最具有代表性的方法予

以介绍，以抛砖引玉。

中医常用的药食补法

 峻补法

峻补法是用补益作用很强、显效比较快的药物和食物来达到快速补益的目的。应用峻补法时，应注意进补者的体质、病情以及外在的季节等条件。要做到既达到补益的目的，又不会因进补手段不当而引起偏差。常用的峻补食物及药物有羊肉、鹿肉、鹿茸等，峻补方剂有十全大补汤。

 温补法

温补法是用温热性药物和食物进行补益的方法，适用于阳虚或者气虚导致的畏寒、疲倦、小便清长而频繁或水肿等。常用的食物和药物有核桃仁、海虾、附子、干姜、肉桂等，还可用温灸神阙、气海等穴的方法进补。

 清补法

清补法是应用性质平和或偏寒，或补而不腻的药物或食物进补。常用的清补食物包括苹果、梨、胡萝卜、西瓜、冬瓜、小米、黄花菜等；常用药物有太子参、山药、百合、沙参、麦冬、生地黄、玉竹、枸杞子、黄精、莲子等。

 平补法

平补法有两种意义：一种是用不热不寒、性质平和的药物和食物，如粳米、玉米、扁豆、白菜、鹌鹑、猪肉、牛奶等；另一种是用气阴双补或者阴阳双补的药物和食物进补，如山药、蜂蜜等，既补脾肺之气，又补脾肺之阴，如枸杞子既补肾阴，又补肾阳，且适合普通人用以保健。

 调补法

对于全身功能衰减的老年人和久病之人，或者脾胃过于虚弱，消化功能较差的人，会出现"虚不受补"的情况，对这些人应该采用"调补法"。可选缪仲淳的资生丸（汤）为基础方。方中用党参、茯苓、白术、甘草、白扁豆、薏米、山药、芡实、莲子补脾健脾，并佐以陈皮、山楂、神曲、砂仁等理气醒脾，开胃助消化，补中寓消，以防发生滋腻碍胃等情况。

补气类中药及食材

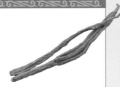

党参

养生功效似人参

性味归经：味甘，性平；归脾、肺经。

用法用量：煎服，每次9～30克。

知识链接　　党参为桔梗科植物党参、素花党参、川党参的根，为我国常用的传统补益药。

补养功效　　党参有补脾润肺、益气补血、生津等功效。它的补益脾肺的功效与人参相似并且力量比较弱，临床上常用做人参的代替品，用以改善脾肺气虚的轻症。具体病症有：1.脾气虚证（可用于身体虚弱，倦怠无力，吃饭少，便稀等症）。2.肺气虚证（可用于咳嗽，气促，说话声音低弱等症）。3.气血两虚证（可用于面色苍白或萎黄、没有光泽，乏力，头晕等症）。4.可用于热伤气津所致的气短口渴以及气津两伤的轻症。

应用提醒　　气滞、肝火旺者忌食；邪盛而症不虚者忌食。

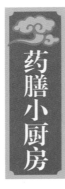
药膳小厨房

党参北杏煲猪肺

（材料）猪肺200克，党参20克，杏仁10克。

（调料）盐、味精各适量。

（做法）❶将猪肺洗净，切成片。❷将三种材料一起下入砂锅内煲汤，至快熟时，加入适量的盐和味精，稍煮3～5分钟即可。

（功效）此药膳主要用于改善慢性支气管炎等肺脾气虚型病症，如咳嗽、气短等。

人参

补气之圣药

性味归经：味甘、微苦，性微温；归肺、脾、心经。

用法用量：煎服，每次3～9克。挽救虚脱可服用15～30克，宜文火另煎分次兑服。

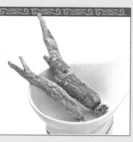

知识链接　　按加工不同，可分为生晒参、红参、白参。一般的补气功效多用生晒参，急救情况下多用红参。

补养功效　　人参具有大补元气、补脾益肺、生津止渴、安神益智的功效。所治病症有：1.元气虚脱证。可用于气短，精神倦怠，疲乏无力，精力不足，胁肋胀痛，脉微欲绝等症。2.肺气虚证。可用于气短，不想说话，声音低微等症。3.脾气虚证。可用于倦怠乏力，不想吃饭，便稀等症。4.心气虚证。可用于不自觉的心跳不止，胸闷气短，胸胁胀满，心律不齐（如心率过快、心率过慢），脉虚等症。5.肾虚证。可用于肾不纳气的短气虚喘，还可用于肾虚阳痿。6.可用于热病气虚导致的津伤口渴等症。

应用提醒　　不宜与藜芦同用；服用人参时忌饮茶、忌食白萝卜和胡萝卜。

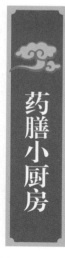

药膳小厨房

人参粥

材料　人参片3克，粳米100克。

调料　冰糖适量。

做法　❶将粳米淘净后，与人参片一同放入砂锅内，加注适量水。❷将锅置大火上烧开，改用小火煎熬至熟。❸将冰糖放入锅中，加适量水，熬成浓汁；再将汁徐徐加入熟粥中，搅拌均匀即成。

注意　熬制此粥忌用铁制器具。

功效　益元气，补五脏。适用于老年体弱、五脏虚衰、劳伤亏损、食欲不振、心慌气短、失眠健忘、性机能减退等一切气血津液不足的病症。

西洋参

补气养血的上乘佳品

性味归经：味甘、微苦，性凉；归肺、心、肾、脾经。

用法用量：煎好以后，兑入其他要服的药品中同服，每次3～6克。

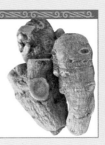

知识链接

西洋参主产于美国威斯康辛州，美国又称花旗国，所以又名花旗参。

补养功效

西洋参具有补气养阴、清热生津的功效。可用于改善的病症有：1.气阴两伤证。西洋参也能补益元气，但作用弱于人参；药性偏凉，兼能清火养阴生津。可用于热病或大汗、大泻、大失血，耗伤元气及阴津所导致的精神疲倦、气短、自汗、烦渴、小便色深、大便干结、脉细数无力等症。2.肺气虚及肺阴虚证。用于火热耗伤肺脏、气阴所致的短气喘促、咳嗽痰少、痰中带血等症。3.心气虚及心阴虚证。可用于气阴两虚所致心悸、心痛、失眠多梦等症。4.脾气虚及脾阴虚证。可用于脾气阴两虚所致的食欲不振、积食、口渴等症。5.热病气虚津伤证。可用于热伤气津所导致的身热、汗多、烦渴、身体倦怠、脉虚数等症。

应用提醒

茶叶中含有大量的鞣酸，易破坏西洋参的有效成分，因此不宜同服。

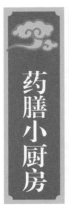**药膳小厨房**

西洋参银耳煲

材料 西洋参5克，银耳30克，薄荷叶适量。

调料 冰糖适量。

做法 ❶把西洋参放入清水中浸泡10分钟，取出切片。❷银耳用温水泡发10分钟。捞出后除掉没有发开的部分，撕成小朵。然后再放入高压锅中煮，至鸣响3分钟，关火。❸将银耳、西洋参片、冰糖、薄荷叶放入大碗内，隔水蒸至熟烂即可。

功效 此药膳可用于改善发热、咳嗽、少痰等症。

太子参

益气生津的孩儿参

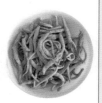

性味归经：味甘、微苦，性平；归脾、肺经。

用法用量：煎服，每次9～30克。

知识链接

为石竹科植物异叶假繁缕的块根。因其发现于南京明孝陵，故名太子参。

补养功效

太子参有补气健脾、生津润肺的功效。可主治的病症有：1.脾肺气阴两虚证。可用于脾气阴两虚所致的不想吃饭，饮食停留于体内，口渴想喝水等症。2.气阴两虚证。可用于热病之后、气阴两亏导致的倦怠无力、自汗、饭量减少、口干少津等症。3.中焦气阴两虚证。可用于脾气虚弱、胃阴不足导致的吃饭少，身体倦怠无力，口干舌燥等症。4.心气阴两虚证。可用于心气与心阴两虚所致的不自觉心跳、失眠、发热、出汗较多等症。另外，本品属补气药中的清补之品，常用于小孩的病症，所以又叫做孩儿参。同时非常适合不宜温补者，因其作用平和，多入复方调补之药。

应用提醒

表实邪盛者忌食。

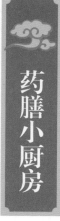
药膳小厨房

太子参煮鹌鹑

材料 太子参30克，玉竹10克，鹌鹑2只。

调料 味精、盐各适量。

做法 ❶将太子参、玉竹淘洗干净，鹌鹑冲洗干净、去杂。❷将处理好的所有材料放入锅内，加入适量水。先用大火，再用中火，后用小火煮熟，最后加入味精、盐调味即可。

功效 太子参、鹌鹑能够补脾益气，玉竹能够益胃养阴。故该药膳可用于改善脾气虚弱、胃阴不足所导致的吃饭少、身体倦怠无力、口干舌燥等症。

黄芪

堪比人参的补药之长

性味归经：味甘、微苦，性凉；归肺、心、肾、脾经。

用法用量：煎服，每次9～30克。蜜炙可增强其补中益气的作用。

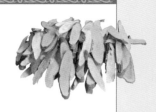

知识链接

《本草纲目》记载："耆，长也。黄耆色黄，为补药之长也，故名。"今俗通作黄芪。

补养功效

黄芪能够健脾补中、升阳举陷、益卫固表、利尿、托毒生肌。适用的病症有：1.脾气虚证。①脾气虚弱导致的身体困倦，无力，吃饭少，便稀等症；②脾虚中气下陷证，如泻痢过久导致的脱肛，内脏下垂；③脾虚水湿失运导致的浮肿，小便少者；④脾虚不能统血所导致的失血症；⑤脾虚不能布津导致的消渴。2.肺气虚证。可用于咳嗽、气喘日久导致的气短，精神疲乏。3.气虚自汗证。脾肺气虚、卫气不固所导致的表虚自汗，易感冒。4.气血亏虚证。①疮疡难溃难腐或溃久难敛；②正虚毒盛不能托毒外达所导致的疮形平塌，根盘散漫，难于溃破，难于腐烂；③溃疡后期，因气血虚弱所导致的脓水清稀，疮口难以收敛。5.血虚发热。①可见肌肤发热，面红，心烦，口渴想喝水，脉洪大而虚；②女性经期、产后血虚发热头痛。6.痹证、脑卒中后遗症。7.气虚而导致的血滞、筋脉失养。症见肌体麻木或半身不遂。

药膳小厨房

黄芪人参益气粥

材料 黄芪30克，人参10克，桑白皮、白茯苓各15克，生姜6克，粳米50克。

做法 ❶把黄芪、人参、桑白皮、白茯苓、生姜放入砂锅中，加适量水，煎汤，煎好后去渣取汁。❷把做法❶中的药汁与粳米一起放入锅中，加水煮粥至熟即可。

功效 黄芪能补中益气；人参能益气生津；桑白皮能泻肺平喘。配以健脾胃的生姜、粳米、白茯苓，可用于肺气虚及脾气虚证。

白术

健脾补气首选要药

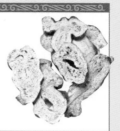

性味归经：味甘、苦，性温；归脾、胃经。

用法用量：煎服，6～12克。炒用可增强补气健脾的功效。

知识链接　产于浙江省于潜地区（今临安市）的品质最好，为道地药材，故又称浙术、于术。

补养功效　白术有健脾益气、燥湿利尿、止汗、安胎的功效。可用于改善的病证有：1.脾气虚证。①治脾虚有湿，吃饭少，便秘或腹泻；②用于脾虚中阳不振，痰饮内停者；③治脾虚导致的水肿；④适宜脾虚湿浊下注导致的女性带下清稀者。2.气虚自汗。可用于改善脾气虚弱、卫气不固导致的表虚自汗，容易感冒。3.脾虚导致多种妇科病。①脾虚导致的女性先兆流产，胎儿失养者；②脾虚失运，湿浊中阻导致的妊娠恶阻，症见呕吐、恶心、不想吃饭、四肢发沉发重；③脾虚导致的妊娠水肿。4.脾气不足、运化失健导致的便溏或泻泄、痰饮、带下等。

应用提醒　本品药性偏温燥，热病伤津和阴虚燥渴者不宜食用。本品对于脾胃气虚者疗效显著，能够积极地改善腹泻、消化不良等症状，但是胃胀腹胀、气滞饱胀者则不适宜食用。

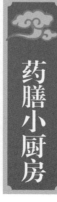

药膳小厨房

鲫鱼白术粳米粥

材料　白术10克，鲫鱼400克，粳米50克。

调料　盐适量。

做法　❶白术洗净，放入砂锅中，煎汁100毫升；粳米淘洗干净。❷鲫鱼剖去内脏，去鳞甲、鱼鳃；然后将鱼与粳米煮粥。❸将熬好的白术药汁倒入粥中，搅拌均匀，根据患者口味加入盐。

功效　本粥有健脾开胃的功效，适用于脾胃虚弱导致的呕吐症状。

山药

益气补脾的补虚佳品

性味归经： 味甘，性平；归脾、肺、肾经。

用法用量： 煎服，每次15～30克。麸炒可增强补脾止泻作用。

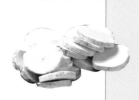

知识链接

山药为薯蓣科植物薯蓣的根茎，河南怀庆府（现焦作、新乡）所产的最好，故又称"怀山药"。

补养功效

山药有补脾养胃、生津益肺、补肾涩精的功效。可用于的病症有：1.脾虚证。①脾气虚弱或气阴两虚证。症见身体消瘦、无力、吃饭少、便稀；②脾虚不运，湿浊下注所导致的女性带下。2.肺虚证，肺气阴两虚证。症见咳嗽、气喘、痰少、无力、口渴。3.肾虚证。①肾气虚所导致的腰痛、腿软、夜尿比较多、遗尿、滑精、早泄、女性的带下清稀；②肾阴虚证。症见形体消瘦、腰痛、腿软、遗精。4.消渴气阴两虚证。山药含有较多的营养成分，又容易消化，所以可做成食品长期服用，对慢性久病或病后比较虚弱、需营养调补而脾运不健的人来说是不错的选择。

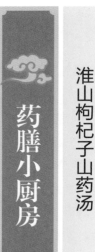

药膳小厨房

淮山枸杞子山药汤

材料 羊肉200克，猪瘦肉100克，山药、枸杞子各20克，沙参10克，姜片、葱末各适量。

调料 盐、鸡精各适量。

做法 ❶将羊肉、猪瘦肉分别清洗干净，切成块；淮山、枸杞子、沙参洗净，备用。❷锅内倒水烧沸，放入羊肉、猪瘦肉，汆去血水，捞出洗净。❸将所有材料一起放入煲中，加入适量清水，开大火烧沸，再转小火煲约90分钟。❹加入盐、鸡精调味即可。

功效 山药能健脾益胃、固肾补气；枸杞子、羊肉具有良好的温补作用；沙参凉润，养肺滋阴。三者搭配，可以温补脾胃，补气壮阳。

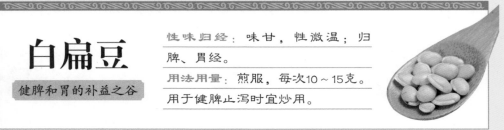

白扁豆

健脾和胃的补益之谷

性味归经： 味甘，性微温；归脾、胃经。

用法用量： 煎服，每次10～15克。用于健脾止泻时宜炒用。

知识链接

豆科植物扁豆的成熟种子，其种子有白色、黑色、红褐等数种，入药主要用白扁豆。

补养功效

白扁豆能补脾和中、化湿。适应病症有：1.脾气虚证。①脾虚湿滞导致的吃饭少，大便稀或者腹泻；②脾虚湿浊下注所导致的白带过多。2.暑湿吐泻。①夏日暑湿伤中，脾胃不和所导致的呕吐、腹泻、腹胀、不想吃饭；②夏季乘凉饮冷，外感于寒，内伤于湿所导致的"阴暑"，症见发热、怕冷、无汗、身体沉重疼痛、精神困倦、乏力、舌质淡、苔薄黄、脉弦细等。

应用提醒

白扁豆中含有一种酶，能够抑制凝血酶，导致人体的凝血机制障碍；而加热能降低这种酶的活性，所以白扁豆应该加热后再食用。另外，白扁豆是日常生活中常用的一种蔬菜，有清暑化湿、健脾和中的强大功效，适宜与粳米同煮共食。

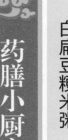

药膳小厨房

白扁豆粳米粥

材料 粳米50克，白扁豆15克。

调料 红糖适量。

做法 ❶把白扁豆洗净后，用温水浸泡一夜。❷将粳米淘洗干净，备用。❸把泡好的白扁豆和粳米一起放入锅中，大火煮开，小火煮熟成粥，用红糖调味即可。

功效 白扁豆能够健脾和胃、益气消暑、利水消肿，粳米能够健脾和胃。两物相配，能够健脾养胃、清暑止泻，可用于脾胃虚弱导致的不想吃饭、恶心、呕吐、慢性腹泻，及暑湿导致的腹泻、痢疾以及夏季心烦口渴等症。

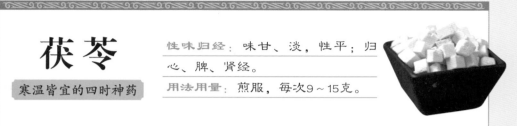

茯苓

寒温皆宜的四时神药

性味归经：味甘、淡，性平；归心、脾、肾经。

用法用量：煎服，每次9～15克。

知识链接　　多孔菌科真菌茯苓的干燥菌核，多寄生于马尾松或赤松的根部，俗称"茯灵"或"松苓"。

补养功效　　茯苓有利水消肿、渗湿、健脾、宁心的功效。可用于改善的病证如下：1.水肿。可用治寒热虚实引起的各种水肿。①水湿内停所导致的水肿、小便不利；②脾肾阳虚所导致的水肿；③水热互结、阴虚所导致的小便不利、水肿。2.痰饮。①痰饮所导致的头晕目眩、不自觉的心跳；②痰饮停于胃所导致的呕吐。3.脾虚泄泻。①脾虚湿盛所导致的腹泻；②脾胃虚弱所导致的困倦无力，吃饭少，大便稀溏。4.心悸，失眠。①心脾两虚、气血不足所导致的不自觉的心跳、失眠、容易忘事；②心气虚，不能藏神所导致的惊恐，不能入睡。

应用提醒　　虚寒精滑者忌服。

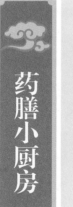

药膳小厨房

薏米茯苓双豆粥

（**材料**）薏米、茯苓、赤小豆、绿豆各适量。

（**做法**）❶将赤小豆、绿豆分别洗净，加冷水浸泡至少半小时，捞出后沥干水分，加入适量水，放入锅中煮10分钟至半熟。关火，捞起赤小豆和绿豆，倒掉汤汁。❷另取一锅，放入薏米、茯苓和半熟的赤小豆、绿豆及适量水，煮约10分钟至熟即可。

（**功效**）茯苓、薏米都能够健脾祛湿，赤小豆、绿豆能够清热利湿。四种材料相配，药性平和，功效显著，可以长期服用，尤其适合中老年人服用。

薏 米

轻身益气的米中上品

性味归经：味甘、淡，性凉；归脾、胃、肺经。

用法用量：煎服，每次9～30克。清利湿热宜生用，健脾止泻宜炒用。

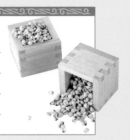

知识链接
　　薏米既是常用的中药，又是常吃的食物。因其可像米一样煮粥食用，故而得名。

补养功效
　　薏米有利水消肿、渗湿、健脾、除痹、清热排脓的功效。主治病症如下：1.脾虚泄泻。可用于改善脾虚导致的腹泻。2.脾虚湿盛。①因脾虚运化不利，水肿、小便不利、脚气等；②因湿气过重导致的脚气浮肿，水肿从脚面开始，然后蔓延至全身。

应用提醒
　　津液不足者应慎用。

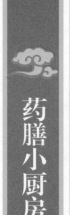

药膳小厨房

薏米鸡汤

材料 鸡1只，薏米100克，党参30克，生姜20克，葱2根。

调料 料酒、胡椒粉、盐、味精各适量。

做法 ❶把鸡宰杀后，去毛和内脏，剁去脚爪，放入沸水锅中氽烫，去血水，洗净。❷把党参、薏米浸洗干净；生姜洗净，去皮拍破；葱洗净，切长段。❸砂锅中加适量清水，放入鸡、薏米、党参、生姜、葱段、盐、料酒，置大火上烧开后，撇去浮沫，再改用小火熬煮2～3小时，至鸡肉熟烂为止。❹从砂锅中拣出生姜、葱段，再调入味精，撒入胡椒粉，拌匀即可。

功效 此汤可以起到健脾补虚的作用。病中或病后体虚者服用，可达到滋养的效果；老年人经常服用，能够达到强身健体、延年益寿的效果。

红枣

补气抗衰的红玛瑙

性味归经：味甘，性温；归脾、胃、心经。

用法用量：劈破煎服，每次6～15克。

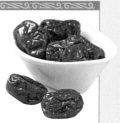

知识链接　又名大枣、干枣，起源于中国，已有四千多年的种植历史，自古以来被列为"五果之一"。

补养功效　红枣有补中益气、养血安神、调脾和胃、调营卫、解药毒、抗衰老的功效。主治的病症如下：1.脾虚证。脾气虚弱所导致的消瘦，身体倦怠，疲乏，无力，大便稀溏等症。2.脏燥证。心阴不足、心火浮亢所导致的女性自己忽然悲痛，忽然高兴，时哭时笑。3.失眠证。虚劳所导致的心烦，郁闷，失眠。此外，本品与部分药性峻烈或者有毒的药物一起使用，有保护胃气、缓和毒烈药性的功效。

应用提醒　凡有湿痰、积滞、齿病、虫病者均不适宜服用。

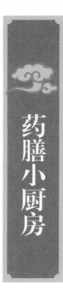

药膳小厨房

红枣牛肝汤

材料　牛肝250克，红枣50克。

调料　盐、味精各适量。

做法　❶将红枣去核，洗净；将牛肝洗净，切块，备用。❷把红枣和牛肝一起放入砂锅中，加适量水，先用大火煮开，再用小火煲1～2小时。❸最后放入适量盐、味精调味即可。

功效　牛肝可以养血、补肝、明目，对血虚萎黄、虚劳、瘦弱多病、视力减退等改善效果明显；红枣能够养血。现代研究认为，两者都含有丰富的铁，所以这道汤品不仅能保护视力，而且还有补血作用。对于血虚引起的目暗昏花、眼睛干涩尤其适用。

蜂蜜

养气润肺的天赐琼浆

性味归经：味甘，性平；归肺、脾、大肠经。

用法用量：煎服或者冲服，每次15～30克，最大剂量60克。

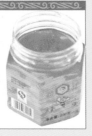

知识链接　由蜜蜂采集植物蜜腺分泌的汁液酿成，以稠如凝脂、味甜纯正、清洁无杂质、不发酵者为佳。

补养功效　蜂蜜有补中、润燥、止痛、解毒的功效。用于改善的病症如下：1.脾气虚弱及中虚脘腹挛急疼痛。①脾气虚弱，消化不良者，可作食品服用，或作为炮制补脾益气药的辅料；②中焦虚弱所导致的腹部、胃口疼痛，用手揉按后缓解，饥饿时疼痛加剧，吃饭后缓解。2.肺虚久咳及燥咳证。①虚劳咳嗽日久，气阴耗伤导致的气短、无力、咽喉干燥、痰少；②燥邪伤肺导致的干咳无痰或痰少而黏。3.便秘。大肠干燥，津液亏少所导致的便秘。4.解乌头类药毒。服乌头类药物中毒者，大剂量服用蜂蜜，有一定的解毒作用。

应用提醒　蜂蜜能助湿壅中，又能润肠，所以湿阻中满和便溏泄泻者应慎用。蜂蜜食用时不宜与豆腐同食，因豆腐味甘、咸，性寒，清热活血，共同食用后容易导致腹泻。蜂蜜还不宜和韭菜一同食用，因韭菜富含纤维素而易导致腹泻，蜂蜜本身又润肠通便，两者一起食用，便容易引起腹泻。

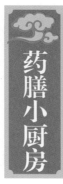

药膳小厨房

蜂蜜土豆粥

材　料　新鲜土豆250克。

调　料　蜂蜜适量。

做　法　❶把土豆去皮，洗净，切成小块。❷土豆块放入锅中，加适量水，熬煮至稠粥状。❸服用时加入蜂蜜调味。

功　效　蜂蜜能够补脾胃之虚，土豆也有补气健脾的作用。两者搭配，有补气、健脾、养肺的作用，对于胃脘部隐隐作痛、厌食、身体困倦和虚劳咳嗽有一定的食疗作用。

饴糖

补虚健中的粮食精华

性味归经：味甘，性温；归脾、胃、肺经。

用法用量：入汤剂须烊化冲服，每次15～20克。

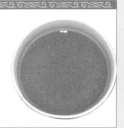

知识链接　饴糖由米、麦、粟或玉蜀黍等粮食经发酵糖化制成，可以说是由粮食中的精华物质提取而成的。

补养功效　饴糖有补益中气、缓急止痛、润肺止咳的功效。可用于改善的病证如下：1.中焦虚、脘腹疼痛。①脾气虚弱，消化不良者；②中焦虚弱所导致的腹部、胃部疼痛，用手揉按后缓解，饥饿时疼痛加剧，吃饭后缓解。2.肺燥咳嗽。①肺阴虚导致的咽喉干燥、喉痒、咳嗽者，单用本品嚼咽，也有润燥止咳的功效；②肺虚久咳导致的干咳痰少，少气乏力者。

应用提醒　本品有助湿壅中的弊端，所以湿阻中满者不宜服用。

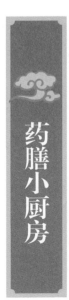
药膳小厨房

白萝卜饴糖汁

材料　白萝卜1根，饴糖15～30克。

做法　❶白萝卜洗净，捣烂，然后绞取汁液。❷将白萝卜汁盛于碗中，加入饴糖，放入蒸屉上蒸化，趁热缓缓饮用。

功效　白萝卜能够清热化痰，饴糖能够润肺止咳。两药相配用于肺热伤阴所导致的咳嗽、发热、有痰、咽干口渴。

饴糖茶

材料　红茶1～1.5克，饴糖15～25克。

做法　❶将红茶用沸水冲泡，5分钟后去渣取汁。❷饴糖用沸水拌匀溶解，倒入茶汁即成。

功效　红茶能够健胃，加上健脾润肺止咳的饴糖，有健胃润肺、滋养强壮的作用。可用于脾胃虚弱导致的身体虚弱、肺虚干咳无痰。

粳米

性味归经：味甘，性平；归脾、胃经。

用法用量：熬汤或煮粥食用。

补身益精第一良米

知识链接　粳米为禾本科草本植物稻（粳稻）的种子。又称大米、稻米、硬米。

补养功效　粳米有益脾胃、除烦渴的功效。可用于改善呕吐、泻痢或温热病所导致的脾胃阴伤、胃气不足，症见不想吃饭、乏力、口渴等。由于粳米是南方人的主食，为一日三餐必用之品，所以多种药膳都用粳米来做辅助用料，取其健脾胃的功效。

药膳小厨房

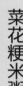

菜花粳米粥

材料　菜花50克，粳米50克。

调料　红糖适量，香油少许。

做法　❶把菜花洗净，切成小块；粳米淘洗干净。❷把粳米、菜花和红糖一同放入锅中，加水1000毫升，用小火煮粥。❸等到粥稠时，再淋入少许香油即可。

功效　常服这道粥可活血美容、润肠通便、改善骨质疏松症状。另外，此粥膳非常适合爱美的年轻女性服用。

鹅肉粳米粥

材料　鹅肉末100克，粳米半杯。

调料　水淀粉、酱油、花椒粉、料酒各适量，盐少许。

做法　❶把鹅肉末放入碗中，用水淀粉、料酒、酱油、花椒粉勾芡，备用。❷把粳米淘洗干净，和适量清水一起放入锅中煮粥，等到煮沸后再调入鹅肉末。❸待粥熟后，加入盐调味，再煮沸1~2次即可。

功效　此粥有健脾益气、生津止渴的功效，适用于脾胃虚弱所导致的身体消瘦、乏力、易困倦、食欲不振者。

补阳类中药及食材

附子

回阳散寒第一药

性味归经：味辛、甘，性大热，有毒；归心、肾、脾经。

用法用量：煎服，每次3～15克。本品有毒，宜先煎0.5～1小时。

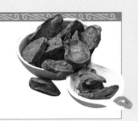

知识链接　毛茛科植物乌头的子根，因为附着在母根上，附母而生，故称附子。

补养功效　附子有回阳救逆、补火助阳、散寒止痛的功效。可以改善的病症如下：1.亡阳证。①可用于改善呕吐、下利、汗出、发热、恶寒、手足拘紧挛急、屈伸不利、手足厥冷；②大汗、大吐、大泻所致的亡阳证；③寒邪入里，直中三阴。症见手足厥冷、恶寒、身体困倦、常蜷卧在一起、呕吐、腹泻、腹痛、脉沉迟无力或无脉。2.阳虚证。①肾阳不足、命门火衰所导致的男性阳痿、滑精、女性宫寒不孕、腰腿冷痛、夜尿次数多；②脾肾阳虚、寒湿内盛所导致的胃脘部及腹部冷痛，大便稀溏甚至腹泻；③脾肾阳虚、水气内停所导致的小便不利，肢体浮肿；④心阳衰弱导致的不自觉心跳、气短、胸口憋闷、心口痛，甚则胸痛彻背、呼吸急促不能平卧；⑤阳虚兼外感风寒者。3.寒痹证。风寒湿痹导致骨节疼痛。

应用提醒　孕妇及阴虚阳亢者忌用。生品外用，内服须炮制。若内服过量或者炮制、煎煮方法不当而引起中毒，可用甘草、绿豆汤解毒。

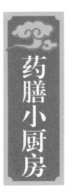
药膳小厨房

干姜附子粥

材料　附子3～5克，干姜1～3克，粳米30～60克。

调料　红糖少许。

做法　❶将附子炮裂去皮脐，干姜炮裂锉，两者一起研成粉末。❷将粳米淘洗净，放入锅内，加适量清水。煮沸后改用小火熬煮，再放入附子、干姜粉末，搅匀，直至煮烂成粥，加适量红糖调味即可食用。

功效　可用于虚寒引发的痢疾、手足冰凉等症。

干姜

温中散寒的圣药

性味归经：味辛，性热；归脾、胃、肾、心、肺经。

用法用量：煎服，每次3～10克。

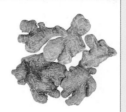

知识链接　姜的干燥根茎，在栽培过程中不培土，植株长得比生姜矮小，但根茎质地沉重。

补养功效　干姜有温中散寒、回阳通脉、温肺化饮的功效。可用于改善的病症如下：1.腹痛、呕吐、泄泻。①脾胃虚寒导致的胃脘部及腹部冷痛；②寒邪直中脏腑所导致的腹痛；③直中寒邪所导致的腹泻、大便稀溏如水。2.亡阳证。心肾阳虚、阴寒内盛所导致的四肢发凉，脉微欲绝者。3.寒饮喘咳。寒饮所导致的咳嗽、哮喘、皮肤发凉、背部冷痛、痰多清稀等症。

应用提醒　本品辛热燥烈，阴虚内热、血热妄行者忌用。

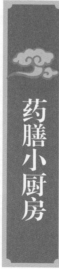

药膳小厨房

干姜粥

材料　干姜5克，粳米50克。

调料　白糖适量。

做法　❶将干姜洗净，在锅中用清水煎取汁。❷在煮好的干姜汁中加入粳米煮粥，等到煮沸时再调入白糖，煮至粥熟即成。

功效　干姜有温中散寒的功效；粳米能够健脾；白糖能够缓急止痛，因为中医认为，甘能缓急止痛。三物相配，能够温中散寒、活血止痛。故该粥可用于改善脾肺虚寒所导致的胃脘及腹部的冷痛、恶心、呕吐、泛吐清水、手足发凉、食欲较差、乏力、肠鸣、腹泻、咳嗽、痰稀、皮肤发凉、背冷等症。

肉桂

补火助阳之宝

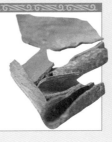

性味归经： 味辛、甘，性大热；归肾、脾、心、肝经。

用法用量： 煎服，每次1～4.5克，宜后下或焗服；研末冲服，每次1～2克。

知识链接　　樟科植物肉桂树的树皮，因其气味芳香，又是日常生活中的调味品之一。

补养功效　　肉桂有补火助阳、散寒止痛、温经通脉、引火归源的功效。所主治的病症如下：1.阳痿、宫冷。①肾阳不足、命门火衰所导致的男性阳痿、滑精、遗尿；②女性痛经，月经延期甚至闭经、经血颜色黯黑、白带色白清稀且带有腥味，性冷淡。2.腹痛、寒疝。①寒邪内侵或脾胃虚寒所导致的胃脘及腹部冷痛；②由脾胃虚寒或产后血虚所导致的寒疝。症见肚脐周围像刀绞一样疼痛，出冷汗、手足冰凉、脉沉紧，甚则全身发冷，四肢麻木。3.腰痛、胸痹、阴疽、闭经、痛经。①风寒湿痹，尤以治寒痹所导致的腰痛为主；②胸阳不振，寒邪内侵所导致的心胸部憋闷、疼痛，甚则胸痛彻背、气短、气喘、呼吸急促不能平卧；③阳虚寒凝、血滞痰阻所导致的漫肿无头、皮色不变、酸痛不热、舌淡苔白等；④冲任虚寒、寒凝血滞所导致的闭经，痛经。4.虚阳上浮证。元阳亏虚，虚阳上浮的面红、虚喘、汗出、心悸、失眠、脉微弱等。

应用提醒　　血热妄行出血者和孕妇忌用。不宜和赤石脂一起食用。

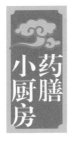

小厨房 药膳 肉桂粥

材料 肉桂4克，粳米50克。

调料 红糖适量。

做法 ❶将肉桂择洗干净，在锅中加水煎取汁。❷在锅中加粳米煮粥，粥熟时调入红糖，再煮沸1～2次即可。

功效 该粥可散寒止痛，适用于脾肾阳虚导致的腹部冷痛。

鹿茸

补肾壮阳之珍品

性味归经：味甘、咸，性温；归肾、肝经。

用法用量：研末吞服，每次1～2克。也可入丸、散剂。

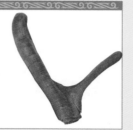

知识链接　是脊椎科动物鹿科梅花鹿或马鹿等雄鹿尚未骨化而带茸毛的幼角，十分贵重。

补养功效　鹿茸有补肾阳、益精血、强筋骨、调冲任、托疮毒的功效。主治病症如下：1.肾阳虚衰，精血不足证。肾阳虚、精血不足导致的手足发凉，怕冷，男性的阳痿、早泄，女性的宫冷不孕，小便次数多，腰酸腿软，头晕，耳鸣，精神疲乏等。2.肾精亏虚所导致的骨弱，腰腿酸软无力、小儿发育迟缓（如头发、语言、牙齿、行走、站立发育迟缓等）。也可改善骨折后期愈合不良。3.女性冲任虚寒导致的非月经期间经血淋漓不断，带下。4.疮疡溃破日久，疮口不敛，阴疽疮肿内陷不起。

应用提醒　服用本品宜从小量开始，缓缓增加。不可骤用大量，以免阳升风动，头晕目红，甚至伤阴动血。凡发热者当忌服。

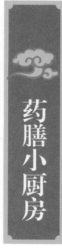

药膳小厨房

人参鹿茸鸡肉汤

材料　鸡肉120克，人参（或高丽参）12克，鹿茸2克。

做法　❶取鸡肉洗净，去皮，切成粒；人参切片，备用。❷把鸡肉、人参、鹿茸放入炖锅内，加适量开水，再加盖，隔水慢火炖3小时。❸再用小火熬煮15分钟，汤成后即可饮用。

功效　鹿茸能够补肾阳、益精血、生精补髓、强筋健骨；人参可大补元气、温壮肾阳。再配上鸡肉，能够补脾气、壮肾阳。可用于大病或失血后伤及元气，或者房劳过度、耗竭肾精所导致的怕冷、四肢冰凉、不育不孕等症，另外此粥对虚劳患者、产后乳汁亏少者均有辅助调养作用。

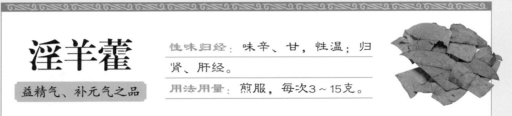

淫羊藿

益精气、补元气之品

性味归经：味辛、甘，性温；归肾、肝经。

用法用量：煎服，每次3～15克。

知识链接

小檗科淫羊藿属植物的泛称，有箭叶淫羊藿、柔毛淫羊藿、巫山淫羊藿等。药用为地上部分，又名仙灵脾。

补养功效

淫羊藿有补肾壮阳、祛风除湿的功效。主治病症如下：1.肾阳虚衰所导致的阳痿、小便次数多、腰腿酸软无力。若将淫羊藿与肉苁蓉、巴戟天、杜仲等同用，可治肾虚引起的阳痿、遗精等症状。2.风寒湿痹、肢体麻木。本品辛温散寒，祛风胜湿，入肝肾强筋骨，可用于风湿痹痛，筋骨不利及肢体麻木，常与威灵仙、苍耳子、川芎、肉桂同用，即仙灵脾散。此外，现今常用于改善肾阳虚引起的喘咳及女性更年期引起的高血压等症。

应用提醒

阴虚火旺者不宜服用。

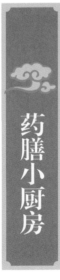

药膳小厨房

淫羊藿炖猪心

材料 猪心500克，淫羊藿50克，葱、生姜各适量。

调料 盐、白糖、味精、香油、卤汁各适量。

做法 ❶把淫羊藿洗净，剪碎，放入砂锅中，加水适量，煎煮2次，取药液1000毫升。❷把猪心剖开、洗净，和淫羊藿药液、生姜、葱、花椒一同放入锅内，煮至六成熟捞出猪心，稍凉；再把猪心放入卤汁锅中，用小火煮熟。❸再倒入适量的卤汁、盐、白糖、味精、香油，并将其加热成浓汁，最后将猪心切片放入拌匀即成。

功效 淫羊藿与猪心，两物相配，能够温肾壮阳、养心安神，可用于改善心火旺盛、肾阴不足所导致的失眠、心悸、心烦等症。

巴戟天

温肾强腰之要药

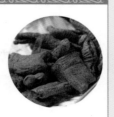

性味归经：味辛、甘，性微温；归肾、肝经。

用法用量：煎服，每次5～15克。

知识链接　　茜草科植物巴戟天干燥的根，别名鸡肠风、鸡眼藤等，多生于山谷、溪边或林下。

补养功效　　巴戟天有补肾助阳、祛风除湿的功效。所主治的病症如下：1.肾阳虚所导致的阳痿、宫冷不孕、小腹冷痛、小便次数多。2.风湿腰膝疼痛及肾虚引起的腰膝酸软无力。①肾阳虚兼风湿导致的肌肉、筋骨、关节等部位酸痛、麻木、沉重、屈伸不利及腰腿酸软等症；②肾虚所导致的腰背酸软、难于直立、下肢痿弱无力、面色暗黑、牙齿干枯等症。

应用提醒　　阴虚火旺及内热者不宜服用。

药膳小厨房

巴戟天煲鸡肠

材料　鸡肠400克，巴戟天15克，生姜适量。

调料　盐、味精各适量。

做法　❶将鸡肠剪开，洗净，切成长段，备用；生姜切片，备用。❷把鸡肠与巴戟天、生姜片放入锅中，加适量清水，再用少许盐、味精调味，先用大火煮沸，再用小火慢炖，炖熟即可。

功效　巴戟天具有温肾助阳、益精血、壮筋骨的作用；鸡肠性平，味甘，入肾补肾。两者都是温肾壮阳之品，故两物合用，具有补肾壮骨、强腰补虚的功效，多用于老年人肾阳虚弱所导致的腰酸、足膝痿软、下肢无力、行走困难等症。

韭菜

菜篮子中的壮阳佳品

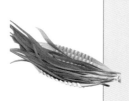

性味归经：味辛、甘，性温；归肾、肝经。

用法用量：捣汁饮、炒菜、做馅，或煮汤等，每次200克以内。

知识链接

百合科多年生草本植物，以种子和叶等入药。有止汗固涩、补肾助阳、固精等功效，又名起阳草。

补养功效

韭菜具有健胃、提神、温身之功效。根、叶捣汁有消炎止血、止痛之功。适用于肝肾虚盗汗、遗尿、尿频、阳痿、阳强（男子阴茎异常勃起不倒数小时）、遗精、梦遗、反胃、下痢、腹痛，女性月经病、痛经、崩漏、白带异常以及跌打损伤、吐血、鼻衄等症，医药常常用于补肾阳虚、精关不固等，是男子女子房事后常见病的最常用的食疗菜。

应用提醒

阴虚火旺者忌服。

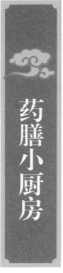

药膳小厨房

鲜虾韭菜粳米粥

材料 鲜虾100克，韭菜50克，粳米50克，生姜适量。

调料 盐适量。

做法 ❶把粳米淘洗干净，用清水浸泡45分钟；鲜虾洗净，去壳，挑去泥肠，切成碎末；韭菜择洗干净，切成小段，备用；生姜洗净，切碎末。❷把粳米放入煮锅内，加适量水，置于大火上烧沸，加入虾末共煮粥。❸待粥将熟时，放入虾仁、姜末、韭菜段、盐，再继续煮沸，煮至虾熟米烂即可。

功效 韭菜能够温中下气，补肾壮阳；虾仁有补肾、壮阳、抗早衰的作用；再配上健脾胃的粳米、生姜等使这道粥具有补肾壮阳、抗早衰的功效。

杜仲

壮阳的经典补药

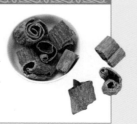

性味归经：味甘，性温；归肝、肾经。

用法用量：煎服，每次10～15克。

 知识链接

　　杜仲科植物杜仲的树皮，一般在清明至夏至间剥皮，又名"棉树皮"。

 补养功效

　　杜仲具有补肝肾、强筋骨、安胎的功效。主治病症如下：1.肾虚导致的腰痛及其他各种原因导致的腰痛，如风湿腰痛冷重、外伤腰痛、女性经期腰痛。正因为如此，故民间素有"腰杆痛，吃杜仲"的说法。也可改善肾虚导致的阳痿、精冷、滑精、小便次数多等。2.肾气虚所导致的胎动不安或习惯性堕胎。3.单用或配入复方用于改善高血压病症。

 应用提醒

　　炒用，易破坏其胶质，从而有利于其有效成分煎出，所以炒用比生用效果好。本品为温补之品，阴虚火旺者应慎用。

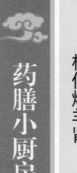

药膳小厨房

杜仲爆羊肾

材料 杜仲15克，五味子6克，羊肾2个，姜末、葱末各适量。

调料 干淀粉、盐各适量。

做法 ❶把杜仲、五味子放在砂锅中，加适量清水煎取浓汁。❷把羊肾剖开，去掉筋膜，洗净，切成小块腰花，放碗中；再加入做法❶中的药汁，用干淀粉调匀。❸锅中放油，加热，把羊肾块爆炒至嫩熟，再放入盐、姜末、葱末等调味即可。

功效 杜仲能够补肾强腰，五味子能够补肾固精，羊肾辅助两物来强肾，有补肾固精的功效。该药膳可用于肾虚导致的腰痛、遗精、尿频等症。

续断

续筋接骨的神药

性味归经：味苦、辛，性微温；归肝、肾经。

用法用量：煎服，每次9～15克，或入丸散服。外用研末敷。

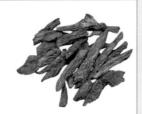

知识链接

川续断科植物，川续断的干燥根，以四川、湖北所产的质量为最佳。

补养功效

续断有补益肝肾、强筋健骨、止血安胎、疗伤续折的功效。主治病症如下：1.阳痿不举、遗精、遗尿。肾阳不足、下元虚冷所导致的阳痿不举、遗精、滑泄、遗尿、尿频等症。2.腰膝酸痛，寒湿痹痛。①肝肾不足导致的腰膝酸痛；②肝肾不足兼寒湿痹痛。3.崩漏下血，胎动不安。肝肾不足导致的崩漏不止、胎动不安，甚至滑胎。4.跌打损伤，筋伤骨折。①跌打损伤导致的瘀血肿痛；②脚膝折损病愈后导致的筋脉拘急挛缩、疼痛。

应用提醒

风湿热痹者忌服。

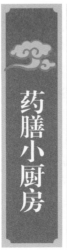
药膳小厨房

续断杜仲煲猪尾

材料 猪尾400克，杜仲30克，续断25克。

调料 盐适量。

做法 ❶把续断、杜仲洗净，装入纱布袋内，扎紧袋口。❷再把猪尾去毛，洗净，与药袋一起放入砂锅内，加适量水。❸先用大火煮沸，再用小火煎煮40分钟，以猪尾熟烂为度，最后加入适量盐调味即可。

功效 猪尾能够补益肝肾、填髓，与杜仲、续断相配，补益肝肾、健骨填髓的功效更大。适用于肝肾亏虚导致的腰背酸痛、阳痿、遗精、早泄、陈旧性腰部损伤、腰腿痛等症。

肉苁蓉

从容助阳的沙漠之宝

性味归经：味甘、咸，性温；归肾、大肠经。

用法用量：煎服，每次10～15克。

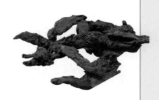

知识链接　列当科植物肉苁蓉的带鳞叶的肉质茎，主产于西北地区，又名"沙漠人参"。

补养功效　肉苁蓉有补肾助阳、润肠通便的功效。所主治的病症如下：1.肾阳亏虚、精血不足导致的阳痿、遗精、早泄、宫冷不孕、腰酸痛、下肢痿软无力等。2.肠燥、津枯、便秘。①发汗过度、津液耗伤而导致的大便秘结；②肾气虚弱导致的大便不通、小便过多且色清、腰酸、背冷等。

应用提醒　本品能助阳、滑肠，所以阴虚火旺及大便泄泻者不宜服用。肠胃实热、大便秘结者也不宜服用。

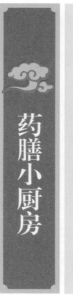

药膳小厨房

苁蓉羊肉汤

材料　羊腿肉500克，肉苁蓉15克，红参10克，枸杞子20克，生姜片、葱段各适量。

调料　料酒、盐、味精各适量。

做法　❶把羊肉放入开水中煮透，再用冷水洗净，切成方块，备用。❷把红参、肉苁蓉放入清水中浸泡1小时，再把红参捞出后切片。❸将锅烧热，把羊肉块、生姜片放入锅中一起煸炒，放入料酒炝锅。炒透后，把羊肉块、生姜片一起倒入大瓦罐内，加入适量水，然后放入红参、肉苁蓉、枸杞子、盐、葱段，先大火烧开，再改用小火慢煲，2小时后用味精调味，拣出姜、葱段即可。

功效　该药膳能起到温补肾阳、补元气的作用，对于脾肾阳虚所导致的腰酸腿软、四肢冰凉有很好的改善作用。

菟丝子

专治肾阳亏虚的
药中之王

性味归经： 味辛、甘，性平；归
肾、肝、脾经。

用法用量： 煎服，每次10～15克。

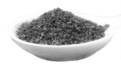

知识链接

旋花科植物菟丝子或南方菟丝子的成熟种子，属寄生植物，且生理构造奇特。

补养功效

菟丝子有补肾益精、养肝明目、止泻安胎的功效。主治的病症如下：1.肾虚所导致的腰痛、阳痿、遗精、小便次数多或者尿有余沥。2.肝肾不足导致视物模糊。3.脾肾阳虚导致的便稀、腹泻。4.肾虚导致的胎动不安、滑胎、宫冷不孕。5.肾虚导致的消渴。

应用提醒

本品为平补之药，但偏补阳，所以阴虚火旺导致的大便燥结、小便色黄且量少者不宜服用。

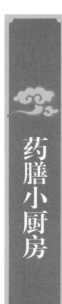
药膳小厨房

鸡肝菟丝子汤

材料 鸡肝2个，菟丝子15克，枸杞子、葱花各适量。

调料 盐适量。

做法 ❶将鸡肝洗净，切块；菟丝子略洗，装入纱布袋内。❷把鸡肝块和菟丝子、枸杞子一同放在砂锅内，加水用大火煮沸，再用小火熬煮30～40分钟，最后撒上葱花即可。

功效 菟丝子与鸡肝两物相配，能够补肝养血，可用于辅助改善阳痿、早泄、遗尿等症。

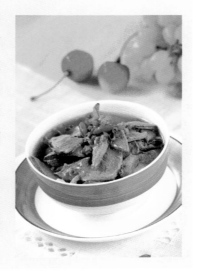

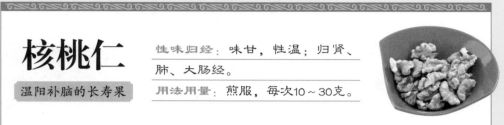

核桃仁

温阳补脑的长寿果

性味归经：味甘，性温；归肾、肺、大肠经。

用法用量：煎服，每次10～30克。

知识链接　胡桃科植物，胡桃果实的核仁，因其香脆可口、营养价值高，故核桃仁又成为我国人民的传统美食之一。

补养功效　核桃仁有补肾温肺、乌发润肤、润肠通便的功效。主治的病症如下：1.肾阳虚衰所导致的腰痛、腿软、头晕、耳鸣、小便次数多、尿后不尽。2.肺肾不足所导致的虚寒咳嗽，哮喘和肺虚久咳、气喘。3.肾虚血亏引起的头发早白，发枯不荣。4.肠燥便秘，肾气虚弱导致的大便不通。5.现代医学研究认为，核桃中的磷脂对脑神经有保健作用。经常吃核桃，既能健体，又能抗衰。

应用提醒　阴虚火旺、痰热咳嗽和大便稀溏者不宜服用。

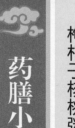

药膳小厨房

枸杞子核桃粥

材料　枸杞子20克，核桃仁20克，粳米100克。

调料　冰糖适量。

做法　❶把枸杞子洗干净，去杂；核桃仁洗净；粳米淘洗干净，捞起沥干水分，备用。❷把枸杞子、核桃仁和粳米放到锅内，加适量清水，再轻轻搅拌几下使各种食材均匀地混在一起。❸把锅放在大火上烧沸，再用小火煮40分钟左右至各种食材熟透，放入冰糖即可。

功效　核桃仁有补肾健脑安神的作用，枸杞子有补肝强肾的作用，配上可除烦的粳米，共同起到补肾安神的作用。故该药膳对于心肾亏虚引起的健忘、失眠有很好的疗效。

冬虫夏草

滋补草药中的软黄金

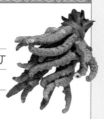

性味归经：味甘，性温；归肾、肺经。

用法用量：煎服，每次5～15克。也可入丸、散服。

知识链接　麦角菌科真菌冬虫夏草菌的子座及其寄生蝙蝠蛾科上的昆虫绿蝙蝠、蛾及幼虫尸体的复合体。

补养功效　冬虫夏草有补肾益肺、止血化痰的功效。所主治的病症如下：1.肾阳不足、精血亏虚所导致的阳痿、遗精、腰酸腿痛。2.肺肾两虚导致的咳嗽日久、气喘无力、痰中带血。3.病后体虚不复或自汗畏寒。4.冬虫夏草对中枢神经系统还能起到镇静、抗惊厥、降温等作用。①对心血管系统有降压、降低心肌耗氧量、改善心肌缺血、抗心律失常等作用；②对呼吸系统能扩张支气管，祛痰平喘。5.对慢性肾炎、肾功能衰竭都有显著疗效。

应用提醒　有表邪者不宜用。

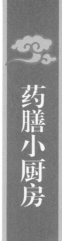

药膳小厨房

冬虫夏草乌鸡汤

材料　乌鸡1只，冬虫夏草15克，淮山30克，板栗50克，山楂10克，葱、姜各适量。

调料　盐适量。

做法　❶将乌鸡宰杀，处理干净，除掉头脚；葱洗净，切段；姜洗净，切片；冬虫夏草、淮山、板栗、山楂洗净，备用。❷把乌鸡从中间切开，然后切成大块。锅内放入适量清水烧沸，放入乌鸡块汆烫，去除血污，捞出沥水。❸锅内放入清水烧沸，放入所有材料，先用大火煮沸，后改用小火炖熟，加入盐调味即可。

功效　此汤可用于脾肾阳虚、阴血亏虚所致的阳痿、早泄、腰酸腿软、咳嗽日久、自汗、盗汗等。

养血类中药及食材

当归

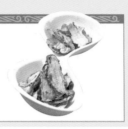

补血调经之女科圣药

性味归经：味甘、辛，性温；归肝、心、脾经。

用法用量：煎服，每次5～15克。

知识链接

　　伞形科植物当归的根，主根称"归身"，偏于补血；支根称"归尾"，偏于活血。

补养功效

　　当归长于补血，为补血之圣药，有补血调经、活血止痛、润肠通便的功效。所主治的病症如下：1.血虚所导致的面色苍白或萎黄、口唇和爪甲苍白、头晕目眩、耳鸣、不自觉心跳、失眠、健忘、月经错后且量少色淡，甚则闭经、舌淡脉细等。2.血虚、血瘀所导致的月经不调、经闭、痛经等。3.虚寒性腹痛、跌打损伤、疮疡初起肿胀疼痛、痈疽溃破后久不敛口、脱疽溃烂、阴血伤败、风寒痹痛、肢体麻木等。4.血虚肠燥引起的便秘。

应用提醒

　　湿盛中满、大便泄泻者忌服。

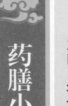
药膳小厨房

当归虫草鸭

材料　当归20克，冬虫夏草7克，鸭子1只，姜片、葱段各适量。

调料　盐、味精、料酒、高汤各适量。

做法　❶先将鸭子宰杀，剖去毛和内脏，用清水洗净；冬虫夏草用清水浸泡15分钟；当归切片。❷把鸭子放入盛有适量清水的锅中烧沸，汆烫片刻，去除血污，捞出用凉水冲洗。❸把冬虫夏草、当归、姜片、葱段和其他调料一起放到鸭腹内，入蒸碗内加高汤、料酒，用碗盖严实，上笼用大火蒸3小时即可。

功效　可用于乏力，男子阳痿、遗精，女子月经不调、经行腹痛等症。

熟地黄

壮水之主，补血之君

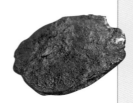

性味归经：味甘，性微温；归肝、肾经。

用法用量：煎服，每次10～30克。

知识链接 玄参科植物地黄的块根，经加工炮制而成，通常加酒、砂仁、陈皮这些辅助性材料，并反复蒸晒而成。

补养功效 熟地黄有补血养阴、填精益髓的功效。所主治的病症如下：1.血虚导致的面色萎黄、头晕目眩、不自觉心跳、失眠，女性的月经不调、崩中漏下、小腹冷痛等症。2.肝肾阴虚诸证。①肝肾阴虚所导致的腰酸腿软、遗精、盗汗、耳鸣、耳聋、消渴；②阴虚发热，热像从骨头缝里透发出来一样；③精血亏虚所导致的头发早白；④肝肾不足导致的小儿发育迟缓，症见头发、牙齿发育迟缓，站立、行走、语言功能低于同龄孩童，头项、口、手、足、肌肉都痿软无力。

应用提醒 本品性质黏腻，比生地黄更甚，有碍消化，所以气滞痰多、胃脘及腹部胀痛、厌食便稀者忌服。重用或久服者应该和陈皮同用，防止黏腻碍胃。

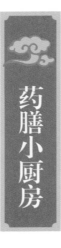

药膳小厨房

双黄羊肉汤

材料 羊肉750克，熟地黄、黄芪各50克，当归20克，白芍15克，生姜3片，红枣5颗。

调料 盐适量。

做法 ❶把羊肉洗净，切块，用热水氽烫；红枣去核，当归切片，白芍、熟地黄、黄芪、生姜片均洗净。❷把全部材料放到锅内，加适量清水，先用大火煮开，后改小火煲3小时，加盐调味即可。

功效 黄芪可以补气，当归、熟地黄、白芍都可以补血，再加上补虚劳、益肾气的羊肉。故此汤能够气血双补。

白芍

养血柔肝的佳品

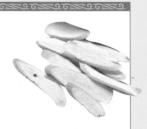

性味归经：味苦、酸，性微寒；归肝、脾经。

用法用量：煎服，每次5～15克，最大剂量30克。

知识链接

毛茛科植物芍药的根，多生于灌木丛或草丛中，以夏、秋两季采摘为宜。

补养功效

白芍有养血敛阴、柔肝止痛、平抑肝阳、止汗的功效。所主治的病症如下：1.肝血亏虚导致的面色苍白、头晕目眩、不自觉心跳、月经不调、崩中漏下等症。2.肝脾不和之胸胁脘腹疼痛或四肢挛急疼痛。①血虚肝郁导致的胁肋处疼痛；②脾虚肝旺导致的腹泻，并伴有腹痛；③痢疾引起的腹痛；④阴血虚、筋脉失养而导致的手足拘急疼痛。3.肝阳上亢导致的头痛、眩晕。4.汗证。①外感风寒、营卫不和导致的汗出，伴有怕风；②阴虚导致的睡觉时汗出，醒来汗止。

应用提醒

阳衰虚寒之证不宜食用。不宜和藜芦一起食用。

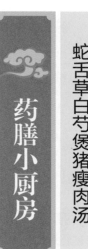
药膳小厨房

蛇舌草白芍煲猪瘦肉汤

材料 蛇舌草25克，白芍、党参各30克，枸杞子15克，水蛭5克，猪瘦肉400克，生姜3片。

调料 盐适量。

做法 将上述材料均洗净，一起放进锅内，加入适量清水，先用大火煮沸，再改用小火煮2小时，熟后用盐调味即可。

功效 蛇舌草有清热解毒、利湿、止痛的功效，白芍能养血柔肝、缓急止痛，再配上能散瘀血、通经的水蛭和健脾益肺的党参，使此汤能养血益气、利水消肿、清热解毒，适用于气血亏虚型患者。

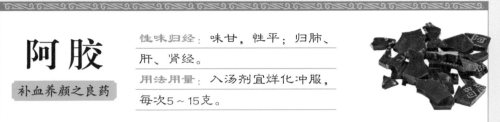

阿胶

补血养颜之良药

性味归经：味甘，性平；归肺、肝、肾经。

用法用量：入汤剂宜烊化冲服，每次5～15克。

知识链接　马科动物驴的皮，经漂泡去毛后熬制成的胶块，古时以产于山东省东阿县而得名。

补养功效　阿胶有补血、滋阴、润肺、止血的功效。所主治的病症如下：1.血虚证。对于出血而导致的血虚效果最好。2.多种出血证。①女性妊娠期间的尿血；②阴虚血热所导致的吐血，鼻孔出血或者牙齿出血；③肺虚咯血；④血虚、血寒导致的女性崩漏下血；⑤脾气虚寒导致的便血或者吐血等。3.肺阴虚燥咳。①肺热阴虚导致的咳嗽、痰少、咽喉干燥、痰中带血；②燥邪伤肺导致的干咳无痰、心烦口渴、鼻燥咽干等症。4.热病伤阴导致的心烦，失眠及阴虚风动，手足不自觉颤抖、抽动等。

应用提醒　本品黏腻，易影响脾胃的消化功能，故脾胃虚弱者应慎用。

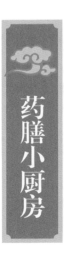

药膳小厨房

阿胶糯米粥

材料　阿胶20～30克，糯米100克。

调料　红糖适量。

做法　❶把糯米淘洗干净，用清水浸泡约2小时；阿胶擦洗干净，捣碎，备用。❷在锅内加适量清水，放入糯米，先用大火煮沸，再改用小火，熬制成粥。❸再加入捣碎的阿胶粒，边煮边搅匀，加入红糖调味即可。

功效　阿胶有滋阴、养血、止血的功能；红糖有养血、健脾的功能；糯米可帮助脾胃消化。三物配在一起，有滋阴补虚、养血止血的功效。

何首乌

养血补身之仙品

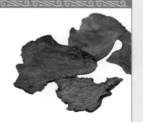

性味归经：味甘，性平；归肺、肝、肾经。

用法用量：煎服，每次10～30克。

知识链接　蓼科植物何首乌的块根，源自一人名，后经李时珍考证，将其改名为"何首乌"。

补养功效　何首乌具有补益精血、乌须发、强筋骨、补肝肾的功效，生用有解毒、截疟、润肠通便的功效。所主治的病症如下：1.肝肾精血亏虚所导致的头晕眼花、耳鸣、耳聋、头发早白、腰酸腿软、男性的遗精、女性的崩漏带下等。2.疟疾日久、痈疽、瘰疬、皮肤瘙痒、肠燥便秘等症多用生首乌。

应用提醒　大便溏泻和湿痰较重者不宜食用。

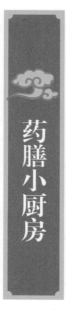

药膳小厨房

何首乌牛肉煲

材料　何首乌、山药各50克，牛肉（肥瘦都有）150克，生姜适量。

调料　料酒、味精、盐各适量。

做法　❶把何首乌洗干净，加入清水浸泡1小时；生姜切片，备用。❷牛肉用温水洗净，放到开水中煮5分钟，切块。❸油锅加热，烧至六成熟，倒入牛肉块，翻炒2分钟，再倒入料酒，翻炒均匀后，倒入瓦罐中。❹把山药、何首乌连同浸泡用过的水一并倒入瓦罐中，再放入生姜片，撒上盐，用小火炖煮至牛肉熟烂，调入味精即可。

功效　这道药膳具有补肝肾、养血乌发、强壮筋骨的作用，多用于改善因肝肾不足导致的头发早白、脱发、腰酸腿软等症。

桂圆肉

补心健脾的佳品

性味归经：味甘，性温；归心、脾经。

用法用量：煎服，每次10～25克，最大剂量为60克。

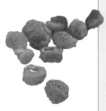

 知识链接　无患子科植物桂圆树的假种皮植物，俗称龙眼，桂圆肉因质量不同而划分为不同的等级，且价格不等。

 补养功效　桂圆肉具有补益心脾、养血安神的功效。可用于思虑过度、劳伤心脾导致的不自觉心跳甚至不能自止、失眠、好忘事、吃饭少、身体困倦乏力以及脾气虚导致的大便带血、女性崩漏等。

应用提醒　湿盛中满或者有停饮、痰、火者应忌服。

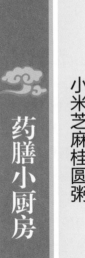

药膳小厨房

小米芝麻桂圆粥

（材料）桂圆肉25克，黑芝麻50克，小米100克。

（调料）白糖少许。

（做法）❶把桂圆肉用温水清洗干净，切成小块；黑芝麻、小米分别淘洗干净，备用。❷把黑芝麻炒香。❸在锅中加适量清水，先放入小米，煮到半熟时，再加入桂圆和炒香的黑芝麻，煮至米熟成粥时，最后加入白糖调味即可。

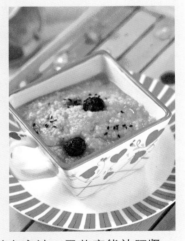

（功效）桂圆肉能补血健脾、养心安神；黑芝麻能补肝肾、益精血、健脑；小米能健脾消食、滋阴养血。三物相配，有补肝肾、养心神、健脑益髓的作用。

百合

清润凉血的食中佳品

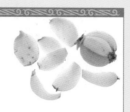

性味归经：味甘，性微寒；归肺、心、胃经。

用法用量：煎服，6~12克。蜜制可增加润肺作用。

知识链接　百合科植物百合或细叶百合的肉质鳞叶，百合可作蔬菜食用，且是中草药，还有一定的观赏价值。

补养功效　百合有养阴润肺、清心安神的功效。所主治的病症如下：1.肺阴虚证。用于阴虚肺燥有热导致的干咳少痰、咳血或者咽干，声音嘶哑等症。2.阴虚有热导致的失眠、不自觉心跳。3.心肺阴虚内热证。症见神志恍惚、情绪不能自主、口苦、小便黄、脉微弱等。4.胃阴虚有热导致的胃脘疼痛。

应用提醒　中焦虚寒者不宜服用，入药以野生白花百合为佳，做食以家种者为好。

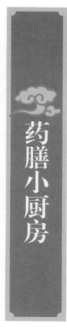

药膳小厨房

百合银耳汤

材料　鲜百合120克，银耳25克，香蕉2根。

调料　冰糖适量。

做法　❶把鲜百合去掉黑根，洗净，掰成小瓣；香蕉去皮，切片，备用。❷把银耳放到清水中浸泡2小时，去掉根部黑蒂和杂质，洗净后撕成小朵，再放到碗中，加适量清水，放到蒸锅中蒸约30分钟，取出，备用。❸把银耳朵、百合、香蕉片放到炖盅内，再加入适量冰糖和清水，放到蒸锅中一起煮汤，30分钟后即成。

功效　百合具有清火润肺、养心安神的功效；银耳具有补脾健胃、益气安神、滋阴润燥的功效；香蕉具有清热润肠的功效。三物合用，再配上降火生津的冰糖，可以用于由心肺气阴两虚所导致的干咳无痰、气短、无力、烦闷、咽干、口渴、失眠多梦、口腔溃疡、便秘等症状。

麦冬

滋阴除燥之良品

性味归经：味甘、微苦，性微寒；归胃、肺、心经。

用法用量：煎服，每次6～12克。

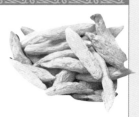

知识链接

百合科植物麦冬的干燥块根。麦冬抗性比较强，既适应强光的照射，也可以在阴凉处生长。

补养功效

麦冬具有养阴生津、润肺清心的功效。所主治的病症如下：1.胃阴虚证。本品味甘、柔润，长于养胃阴、生津止渴、清胃热。故适用于胃阴虚有热导致的舌干口渴、胃脘疼痛、恶心、呕吐、大便干结等症。2.肺阴虚证。本品善养肺阴、清肺热。适用于阴虚肺燥有热导致的鼻燥、咽干、咽痛、声音嘶哑、干咳痰少、咳血等。3.心阴虚证。本品能养心阴、清心热，并有除烦安神、宁心醒脑的作用。适用于心阴虚有热导致的心烦、失眠、多梦、好忘事、胸闷、胸胁胀满等。

应用提醒

凡脾胃虚寒泄泻，胃有痰饮湿浊及暴感风寒咳嗽者应忌服。如用之不当，易生湿生痰，出现痰多口淡、胃口欠佳等不良反应。另外，服用麦冬可能会引起过敏，表现为恶心、呕吐、心慌、烦躁、全身红斑、瘙痒等。

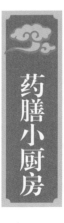
药膳小厨房

麦冬竹参粥

材料 麦冬10克，淡竹叶6克，西洋参3克，粳米50克。

做法 ❶把麦冬和淡竹叶放一起煎汤，去渣取汁；把去皮的西洋参放在蒸锅里蒸一下，软化后，再用刀切成薄片。❷粳米淘洗干净，和药汁一同煮粥，粥将熟时，把切好的西洋参片加入粥中，煮至粥熟即可。

功效 西洋参有比较好的养阴益气、清火生津的功效，麦冬能养阴生津，淡竹叶能够清心除烦。三药相配，可用于气阴不足导致的口渴、口干、心烦、气短、无力等症。

天冬

益阴润肤之良药

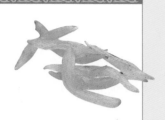

性味归经：味甘、苦，性寒；归肺、肾、胃经。

用法用量：煎服，每次6～12克。

知识链接　百合科植物天冬的块根，其主产于四川、贵州等地，且以秋、冬季节采挖为宜。

补养功效　天冬具有养阴润燥、清肺生津的功效。所主治的病症如下：1.肺阴虚证。可用于阴虚肺燥有热导致的干咳、痰少、咳血、咽喉疼痛、声音嘶哑等。2.肾阴虚证。①肾阴亏虚导致的头晕目眩、耳鸣、腰酸腿软；②肾阴虚火旺导致的每天同一时间发热，热像从骨头缝里往外透及内热消渴等；③肺肾阴虚导致的咳嗽、咳血等。3.热病伤津导致的不想吃饭、口渴及肠燥导致的便秘等。

应用提醒　本品甘寒滋腻之性比较强，故脾虚导致的腹泻、痰湿内盛者应该忌食。

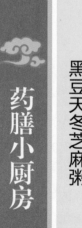

药膳小厨房

黑豆天冬芝麻粥

材料　天冬30克，黑豆、黑芝麻各2大匙，糯米50克。

调料　冰糖适量。

做法　❶把天冬、黑豆、黑芝麻洗净，沥干水分；糯米淘洗干净。❷把天冬、黑豆、黑芝麻、糯米放入砂锅中，加适量水，同煮成粥。❸待粥将熟时，加入冰糖，再煮沸1～2次即可。

功效　天冬具有养阴生津、润燥的功效，黑豆、黑芝麻皆有很好的补肾养血功效。三物合用，有益肝补肾、滋阴养血、固齿乌发、延年益寿的功效。可用于头晕目眩、耳鸣、眼花、头发早白、脱发、腰酸腿软和肠燥便秘等症状。

石斛

养阴益胃抗衰之品

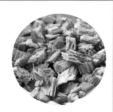

性味归经：味甘，性微寒；归胃、肾经。

用法用量：煎服，每次6～12克。鲜用，每次15～30克。

知识链接　兰科植物环草石斛、马鞭石斛、黄草石斛、铁皮石斛或金钗石斛的茎。

补养功效　石斛有益胃生津、滋阴清热的功效。所主治的病症如下：1.胃阴虚及热病伤津证。①热病伤津导致的心烦、口渴、舌干苔黑等；②胃热阴虚导致的胃脘疼痛、牙龈肿痛、口舌生疮等。2.肾阴虚证。可用于肾阴虚亏导致的眼睛视物模糊，筋骨痿软无力和阴虚火旺导致的燥热，且热势像从骨头缝里透发出来一样等。

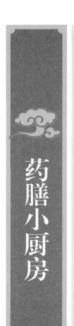

药膳小厨房

西洋参石斛茶

材料　西洋参5克，石斛30克。

调料　红糖适量。

做法　❶先将西洋参去杂，洗净，晒干或烘干后，再切成小片，放入较大的容器内，备用。❷将石斛拣杂，洗净，晾干后，切成片。❸把石斛放入砂锅中，加入足量清水，大火煮沸后，改用小火煮30分钟；再用洁净纱布过滤，去渣，收集滤汁。❹把石斛的滤汁和红糖盛入放有西洋参片的容器中，加盖闷15分钟即可。

功效　西洋参有补气滋阴、清火生津的功效，石斛有养胃阴、生津的功效。两物相配为食疗茶饮，具有滋阴养胃、生津止渴的功效，用于热病伤津导致的烦躁口渴、舌红口干等；对胃阴虚热引起的白血病并发口腔炎患者有较好的辅助改善作用，尤其适用于少年儿童及老年白血病患者用于缓解病情。

生地黄

养阴清热之良药

性味归经：味甘、苦，性寒；归心、肝、肾经。

用法用量：煎服，每次10～15克。鲜生地黄用量加倍，也可以把鲜生地黄捣汁入药。

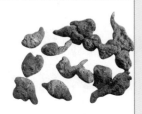

知识链接

玄参科植物地黄的新鲜或干燥块根，生地黄喜温耐旱，怕积水，故多生长于沙质土壤之中。

补养功效

生地黄有清热凉血、养阴生津的功效。所主治的病症如下：1.热入营血诸证。本品苦寒，为清热、凉血、止血之要药，能清热、生津、止渴。①血热导致的壮热、心烦、口渴、神昏、舌绛等；②血热导致的吐血、鼻出血、牙齿出血、皮下出血、便血、尿血等；③血热导致的崩漏或产后下血不止，心神烦乱等。2.阴虚内热导致的劳热，热势像从骨头缝里透发出来一样；温病后期，余热未尽，阴津已伤，邪伏阴分导致的夜间发热，早晨不热及舌红脉弱者。3.热病津伤导致的口渴、阴虚内热导致的消渴、肠燥导致的便秘。4.李时珍对生地黄的评价是"服之百日面如桃花，三年轻身不老"。这说明长期服用生地黄有一定的美容功效。

应用提醒

脾虚湿滞、腹满便稀者不宜食用。

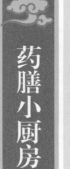

药膳小厨房

生地粳米粥

材料 鲜生地黄150克，粳米50克。

调料 冰糖适量。

做法 ❶将鲜生地黄清洗干净，捣烂，用纱布挤汁后备用；粳米淘洗干净，浸泡半小时。❷将粳米、冰糖放入砂锅中，加清水煮成稀粥，再加入生地黄汁，改用小火煮沸即可。

功效 鲜品生地黄清热生津、凉血止血的功效更强，再配以健脾益气的粳米，可避免生地黄的凉性伤及脾胃。

黄精

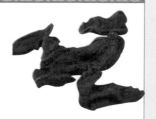

益气养阴之良药

性味归经： 味甘，性平；归脾、肺、肾经。

用法用量： 煎服，每次9～15克。

知识链接

百合科植物黄精、滇黄精或多花黄精的根茎。黄精细分应包括姜形黄精、鸡头黄精和大黄精三种。

补养功效

黄精具有补气养阴、健脾、润肺、益肾的功效。所主治的病症如下：1.阴虚肺燥导致的干咳少痰，肺肾阴虚导致的劳咳、久咳。2.脾虚阴伤证。主治脾脏气阴两虚导致的面色萎黄、困倦、无力、口干、吃饭少、大便干燥等。3.肾精亏虚导致的头晕、腰酸腿软、头发早白等早衰症状。

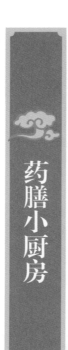

药膳小厨房

红枣黄精炖猪肘

材料 猪肘750克，红枣30克，黄精20克，葱、生姜各适量。

调料 盐、味精各适量。

做法 ❶把猪肘刮洗干净，放到沸水锅内余烫去血水，捞出洗净，备用。❷葱、生姜洗净，拍松，备用。❸把黄精切成薄片，装入纱布包中，扎好袋口。❹把红枣洗净，去核。❺把以上诸原料一起置于砂锅中，加入适量清水煮沸，然后撇去浮沫，改用小火炖至猪肘熟烂；最后加入盐、味精调味即可。

功效 黄精有健脾润肺的功效，红枣可益气养血、补益脾肺，再搭配上具有健脾益气等强大功效的粳米，因此这道药膳具有很好的滋养脾肺两大脏腑器官的作用。尤其适用于因阴虚肺燥导致的咳嗽、气喘、咽干、喉痒以及因脾胃虚弱导致的食欲不振、消化不良、全身无力、易困倦、精神萎靡等症状。

枸杞子

性味归经：味甘，性平；归肝、肾经。

用法用量：煎服，每次6～12克。

滋肝补肾、通窍
明目之品

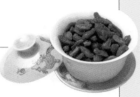

知识链接　茄科植物宁夏枸杞的成熟果实。枸杞子自古就用于医药之上，迄今已有3000余年的历史。

补养功效　枸杞子有滋补肝肾、益精明目的功效，为平补肾精肝血之品。所主治的病症如下：1.精血不足所导致的视力减退、眼睛内生障翳、视物昏花、头晕目眩、腰酸腿软、遗精、滑泄、耳聋、牙齿松动、头发早白、健忘、失眠多梦等。2.肝肾阴虚导致的一天之中定时发热、睡觉时出汗、消渴等。

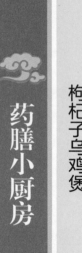

药膳小厨房

枸杞子乌鸡煲

材料　枸杞子20克，乌鸡1只，生姜适量。

调料　盐、鸡精各适量。

做法　❶把乌鸡宰杀后去毛、内脏、爪和头，放到沸水锅中煮5分钟。❷枸杞子洗净，放到清水中浸泡10分钟；生姜去皮，洗净，切片，备用。❸瓦罐中放适量清水，放入乌鸡和生姜片，煮沸后撇去浮沫，再改用小火慢煲，1小时后放入枸杞子，再改用中火煲10分钟，最后用盐、鸡精调味即可。

● 乌鸡

功效　枸杞子能滋养肝肾、益精养血，乌鸡有补虚劳羸弱的功效，可补虚劳、益产妇。两者搭配，该药膳有很好的益精血的作用，对肝肾精血亏虚导致的诸证都有不错的功效，尤其对于女性产后精血亏虚有良好的改善作用。

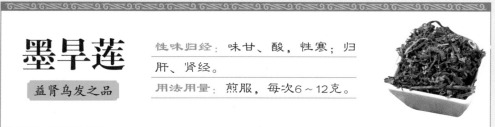

墨旱莲

益肾乌发之品

性味归经：味甘、酸，性寒；归肝、肾经。

用法用量：煎服，每次6～12克。

知识链接　学名鳢肠，为菊科一年生草本植物。地上茎折断后流出的浓汁数分钟后即成蓝黑色，故俗称"墨旱莲"。

补养功效　墨旱莲具有补肝强肾、调节神经系统的功效。所主治的病症如下：1.肝肾阴虚证。肝肾阴虚或阴虚内热所导致的头发早白、头晕、目眩、失眠、多梦、腰酸腿软、遗精、耳鸣等症。2.阴虚血热的出血症。本品长于补益肝肾之阴，又能凉血止血，所以可用于阴虚血热导致的出血症。

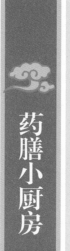

药膳小厨房

人参墨旱莲粥

材料　人参、墨旱莲各9克，粳米60克。

调料　白糖适量。

做法　❶把人参洗净，在水中泡到软化后，再切成小片；墨旱莲洗净；粳米淘洗干净，备用。❷把人参放到砂锅中，加水炖熟。❸把墨旱莲放到砂锅中，煎汤取汁。❹把墨旱莲的药液和粳米一同放入锅中，加适量水，先用大火烧开，再改用小火熬煮成粥，加入炖熟的人参及药液，用白糖调味即可出锅。

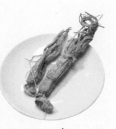

● 人参

功效　人参有很好的补气作用，墨旱莲有滋阴养血的功效，再配上补气健脾的粳米，使其有补气养血的功效。可用于气血不足诸症，如少气、烦躁口渴、舌红口干、面色惨白、口舌糜烂等症。

女贞子

补肝肾、清虚热之品

性味归经：味甘、苦，性凉；归肝、肾经。

用法用量：煎服，每次6～12克。

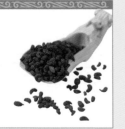

知识链接　木樨科植物女贞的成熟果实，多与其他中药材配伍，比较常配的有枸杞子、菟丝子、生地黄等。

补养功效　女贞子有滋补肝肾、乌须明目的功效。所主治的病症如下：1.肝肾阴虚所导致的眼前昏花、看东西模糊不清、视力减退、头发早白、头晕目眩、耳鸣、健忘、失眠多梦、腰膝腿软、遗精、消渴等症。2.阴虚内热导致的每日定时发热、心烦气躁等症。

应用提醒　用黄酒拌后蒸制，可增强滋补肝肾的作用，并且使苦寒之性减弱，避免引起腹泻。

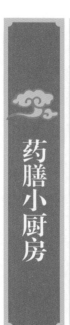

药膳小厨房

五味养生鸡

材料　母鸡1只，黄精、枸杞子、女贞子、墨旱莲、何首乌各50克，葱段、姜片各适量。

调料　料酒15克，盐、味精各适量。

做法　❶把黄精、枸杞子、女贞子、墨旱莲、何首乌洗净，切碎，装入纱布袋中，封口，备用。❷把母鸡宰杀，去毛和内脏。❸把母鸡放入沸水中氽烫撇去血水，漂净。❹在砂锅中放1500毫升清水，放入药袋，用小火煎1小时。❺在砂锅中放入母鸡，用大火烧沸后，改用小火煮3小时，并且保证各个部位均应在药煮汁中煎煮1小时以上。❻等到母鸡酥烂后，去掉药袋，加入葱段、姜片及所有调料调味，并用大火煮沸即可。

功效　这道药膳有滋阴养血、补肝肾、益精血的作用，可用于头发早白、头晕眼花等早衰症。

桑葚

滋阴养心的民间圣果

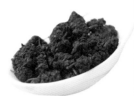

性味归经：味甘、酸，性寒；归肝、肾经。

用法用量：煎服，每次9～15克。

知识链接　桑科植物桑的果穗，又名桑果，分黑、白两种，鲜食以黑紫色为补益上品。

补养功效　桑葚具有滋阴补血、生津润燥的功效。所主治的病症如下：1.肝肾阴虚证。可用于肝肾阴虚导致的头晕、耳鸣、眼睛昏花看不清东西、关节活动不利、好忘事、烦心、失眠多梦、头发早白等症。2.伤津燥热证。可用于津伤导致的口渴、内热导致的消渴及肠燥导致的便秘等症。

应用提醒　未成熟的桑葚不能食用；因体虚导致便溏者不宜食用；儿童也不宜大量食用，以免引起腹泻。

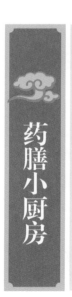

药膳小厨房

桑葚蜜膏

（材料）　干桑葚500克（如果使用鲜桑葚则需1000克），蜂蜜300克。

（做法）　❶把干桑葚淘洗干净，备用。❷把干桑葚放入砂锅中，倒入适量清水，煎煮3次，滤取所煎汁液。❸合并3次滤汁，倒回砂锅，继续用大火煎煮。❹等到煎汁浓缩成黏稠的胶状物时，加入蜂蜜，继续熬煮5分钟，煮沸即可。

（功效）　桑葚有滋阴乌发、生津补血的作用，蜂蜜有滋阴、润燥、清热解毒的作用。两物相配，使此蜜膏有滋阴乌发的功效。可以用于肝肾阴虚导致的头发早白、失眠、贫血、面色苍白无光、头晕眼花等或者冬天手脚发凉、全身无力。

黑芝麻

滋润强肾的芬芳补品

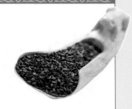

性味归经：味甘，性平；归肝、肾、大肠经。

用法用量：煎服，每次9～15克。也可入丸、散剂。

知识链接　芝麻科植物，芝麻的成熟种子。黑芝麻因为营养比较丰富且全面，故一般人均可把其当成美食食用。

补养功效　黑芝麻具有补肝肾、润肠燥的功效。所主治的病症如下：1.精亏血虚、肝肾不足导致的头晕眼花、头发早白、四肢无力等症。2.精亏血虚导致的肠燥便秘等症。

应用提醒　患有肠炎、便溏、腹泻者忌服。

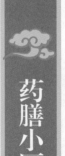
药膳小厨房

桑葚芝麻糕

材料　干桑葚15克，黑芝麻30克，糯米粉300克，粳米粉300克。

调料　白糖100克。

做法　❶把桑葚洗净，放到锅内，加适量清水，先用大火烧沸，再用小火煮熬20分钟，滤去渣留汁待用。❷将黑芝麻炒香。❸把糯米粉、粳米粉、白糖调和均匀，加入桑葚汁液、适量清水，揉成面团，做成糕，在每块糕上撒上黑芝麻，上笼蒸15分钟即成。

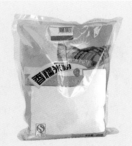

● 糯米粉

功效　桑葚与黑芝麻都有补益肝肾的功效，糯米和粳米有很好的健脾胃功效。故此道粥有较强的健脾胃、补肝肾的功效，可用于肝肾亏虚导致的头发早白。

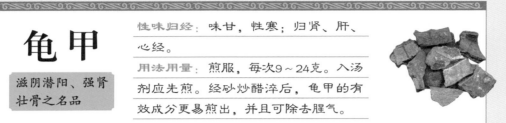

龟甲

滋阴潜阳、强肾
壮骨之名品

性味归经：味甘，性寒；归肾、肝、心经。

用法用量：煎服，每次9～24克。入汤剂应先煎。经砂炒醋淬后，龟甲的有效成分更易煎出，并且可除去腥气。

知识链接　龟科动物乌龟的腹甲及背甲，其主要由角质和骨质等有机质组成，营养价值颇高。

补养功效　龟甲具有滋阴、潜阳、益肾健骨、养血补心的功效。所主治的病症如下：1.肝肾阴虚诸证。①阴虚阳亢导致的头眩目晕；②阴虚内热导致的定时发热（热势像从骨头缝里透发出来一样）、盗汗、遗精；③阴虚风动导致的精神倦怠，肢体抽动。2.肾虚，筋骨痿弱。①肾虚导致的筋骨不健、腰酸腿软、行走困难、无力；②先天不足导致的小儿鸡胸、龟背、囟门不合等症。3.阴血亏虚导致的突然间心跳加快，严重者不能自止，失眠，好忘事。4.阴虚血热、冲任不固导致的崩漏、月经过多等。

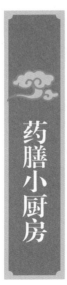

药膳小厨房

蛋壳龟甲散

材料　鸡蛋壳、龟甲各等份。

调料　白糖30克。

做法　❶把鸡蛋壳烘焙干。❷把龟甲烘焙黄，趁热放入醋中浸泡片刻，取出，晾干。❸把龟甲和鸡蛋壳放在一起研成细末，用温开水或米汤加糖调服。

● 鸡蛋壳

功效　龟甲具有补肝肾、强筋骨的作用，蛋壳的主要成分是碳酸钙，有很好的补钙作用。故这道药膳具有补肝固肾、强筋健骨的作用。可用于改善肝肾亏虚导致的小儿佝偻病，症见小儿出牙、坐立、行走、长发、说话等发育均迟缓，筋骨痿软，四肢、头项痿软无力，头颅方大等。

奇效穴位补身法

输注脏腑经络之气的十二腧穴

腧穴是脏腑之气输注之处，五脏六腑之气输注于背部的腧穴，共有十二个腧穴。这些腧穴都位于背腰部的足太阳膀胱经上，所以又叫做背俞穴。临床可利用腧穴来改善相应的脏腑疾病。一般而言，虚证多取背俞穴，可用于强身健体。

┃肺俞

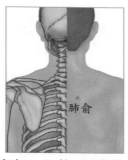

定位取穴 在背部第3胸椎棘突下旁开1.5寸处。取穴时采用正坐或俯卧姿势，先低头找到脖颈后面正中一个骨性的突起，即第7颈椎棘突。往下数3个这样的突起就是第3胸椎棘突。再旁开1.5寸，即二指宽处。

补养功效 有补肺气、肺阴之功。可用于因肺气虚引起的咳嗽、气喘、气短、无力、脉细弱；也可改善因肺阴虚引起的干咳、少痰甚至无痰、盗汗等。

应用方法 用食指、中指指端在穴位上轻轻按揉，约15～30次；用两手的大拇指指腹自肺俞穴沿肩胛骨后缘向下分推，约30～50次即可。

┃厥阴俞

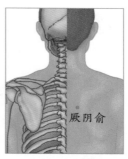

定位取穴 在背部，第4胸椎棘突下旁开1.5寸处。先低头找到第7颈椎棘突，往下数4个这样的突起，就是第4胸椎棘突，再分别向两旁开1.5寸，即二指宽处。

补养功效 有补肺气、心气之功。可用于因肺气虚引起的咳嗽、气短、无力，因心气虚导致的胸闷、失眠。还能使怯弱性格者缓解紧张、降低自我防卫意识，从而提升自信，克服懦弱的性格。

应用方法 针身与皮肤表面呈45°角，倾斜刺入，深度0.3～0.5寸。灸法为艾炷灸3～7壮，或用艾条温和灸5～15分钟。

心俞

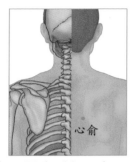

定位取穴 在背部，第5胸椎棘突下旁开1.5寸处。肩胛骨最下端两连线正中是第7胸椎，向上数2个椎骨即是第5胸椎棘突。再分别向两旁开1.5寸，即二指宽处。

补养功效 有宁心安神、宽胸止痛之功。可用于因心气虚所导致的心痛、不自觉心跳，因心阴虚所导致的失眠、好忘事、睡觉时出汗、醒时汗止，因肺气虚所导致的咳嗽、吐血、气短、无力等。

应用方法 患者脱掉上衣后，俯卧在平板床上，双下肢并拢，双上肢放到肩平横线上。利用双手大拇指直接点压该穴位，患者感觉局部有酸、麻、胀时，操作者开始按顺时针方向按摩，坚持每分钟按摩80次。此法对心肌炎患者非常有效。

肝俞

定位取穴 在背部，第9胸椎棘突下旁开1.5寸处。肩胛骨最下端连线正中是第7胸椎棘突，往下数2个这样的突起，就是第9胸椎棘突。再旁开1.5寸，即二指宽处。

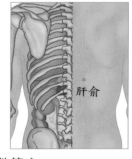

补养功效 有补肝滋阴、养血明目之功。可用于肝阴血亏虚导致的胸胁疼痛、两眼发干、视物模糊、头晕目眩、脉细数等症。

应用方法 可艾炷灸5～7壮，或艾条温和灸10～15分钟。

脾俞

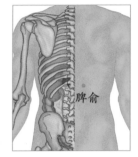

定位取穴 在背部，第11胸椎棘突下旁开1.5寸处。两肩胛骨最下端连线正中是第7胸椎棘突，往下数4个这样的突起，就是第11胸椎棘突。再旁开1.5寸，即旁开二指宽处。

补养功效 有健脾利湿、和胃降逆的功效。可用于改善脾胃虚弱引起的腹胀、腹泻、呕吐、胃痛、消化不良、水肿，并伴有不想吃饭、面色萎黄、疲惫乏力、身体困重、脉弱无力等症状。

应用方法 用两手拇指或单手食、中指指端按揉脾俞，每次按摩50～100次。也可艾炷灸5～7壮，艾条温和灸10～15分钟。

肾俞

定位取穴 在腰部，第2腰椎棘突下旁开1.5寸处。两髂后上棘连线正中是第4腰椎棘突，往上数2个这样的

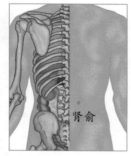

肾俞

突起，是第2腰椎棘突。再旁开1.5寸，即二指宽处。

补养功效 具有补肾益精、壮腰利湿作用。可用于改善肾亏引起的阳痿、遗精、月经不调、耳鸣、耳聋、水肿、腰痛、腰酸腿软等症。

应用方法 两手微握拳，用拇指或食指的背根关节突出部位按压在肾俞上。吸气时，两手分别由内向下、向外按揉；呼气时，两手再分别由外向上、向内揉按。一吸一呼为一圈，也就是一次，至少8次，多则64次。还可以按相反方向按揉，方法、次数同上。最后，做三次压放式吸呼动作，方法同上。

胃俞

定位取穴 在背部，第12胸椎棘突下旁开1.5寸处。两肩胛骨最下端连线

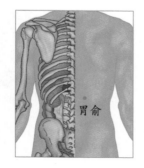

胃俞

正中是第7胸椎棘突，往下数5个这样的突起，就是第12胸椎棘突。再旁开1.5寸，即二指宽处。

补养功效 有和胃健脾、理中降逆的功效。可用于改善脾胃虚弱引起的胃脘痛、腹胀、呕吐、腹泻、泻下不消化食物，伴有不想吃饭、乏力、身体困重、脉弱无力等。

应用方法 用拇指指端或指腹按压；用拇指端点或指间关节桡侧点按。也可艾炷灸或温针灸5～7壮，艾条温和灸10～15分钟。

胆俞

定位取穴 在背部，第10胸椎棘突下旁开1.5寸处。两肩胛骨最下端连线正中是第7胸椎棘突，往下数3个

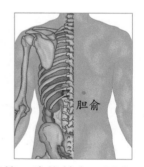

胆俞

这样的突起，是第10胸椎棘突。再旁开1.5寸，即二指宽处。

补养功效 胆俞的意思是胆腑的阳热风气由此外输膀胱经。胆俞的气血物质为阳热风气。可用于改善阴虚内热引起的黄疸、口苦、肋痛、肺痨、定时发热或定时热势更加剧烈等。

应用方法 指压时由上而下，一边吐气一边强压6秒，每次压5下，每天压5次。

┥膀胱俞

定位取穴 位于骶部，与第2骶后孔相平，在骶正中嵴两边1.5寸左右，也就是向两旁开二指宽处。

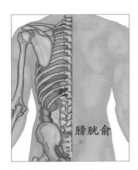

补养功效 膀胱俞意为膀胱腑中的寒湿水气由此外输膀胱经。膀胱俞的气血物质为寒湿水气。可用于改善肾气不固引起的遗尿、遗精、小便不利、腹泻、腰骶疼痛、腰酸腿软等。

应用方法 针身与皮肤表面呈90°角，垂直方向刺入或针身与皮肤表面呈45°角，倾斜刺入，深度0.8～1.2寸。

┥大肠俞

定位取穴 在腰部。两髂后上棘连线是第4腰椎棘突，再往两边1.5寸左右，也就是向两旁开二指宽处。

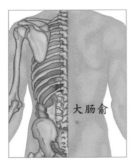

补养功效 大肠俞有调和肠胃的作用。可用于改善脾胃虚弱引起的腹痛，以及肾亏引起的腰部和脊柱疼痛。

应用方法 艾炷灸或温针灸5～7壮，艾条温和灸10～15分钟。

┥三焦俞

定位取穴 在腰部，第1腰椎棘突下旁开1.5寸处。两髂后上棘连线是第4腰椎棘突，再往上数3个这样的突起，即是第1腰椎棘突，再旁开二指宽处。

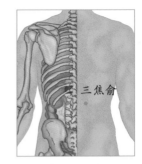

补养功效 有调理三焦、利水强腰的功效。可用于改善脾胃虚弱引起的胃脘痛、腹胀、呕吐、大便有不消化的食物，肾亏引起的水肿、腰痛、遗精等。

应用方法 艾炷灸或温针灸5～7壮，艾条温和灸10～15分钟。

┥小肠俞

定位取穴 在骶部，与第1骶后孔相平，骶正中嵴两旁1.5寸左右，也就是旁开二指宽处。

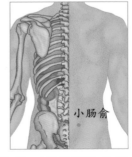

补养功效 小肠俞有通调二便的作用。可用于改善肾虚引起的遗精、遗尿、小便不利、腰骶疼痛、腹泻等。

应用方法 艾炷灸或温针灸5～7壮，艾条温和灸10～15分钟。

脏腑之气经过和留止的阴经原穴

原穴为脏腑原气经过和留止的部位。十二经脉每一条经脉都有一原穴，阴经的原穴又与其五输穴中的输穴为同一穴位，是脏腑精气渐盛的部位。所以，临床上常用来改善脏腑的虚证。

肺经原穴 太渊

定位取穴 仰掌，在靠近手掌的腕横纹上，大拇指指根下，有一搏动的动脉，即桡动脉，在桡动脉外侧凹陷处。

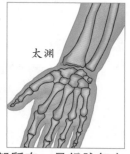

补养功效 太渊是中医诊脉时寸部所在，是经脉气血汇聚之处，有比较好的补肺气、充肺血的作用。可用于改善因肺气虚引起的咳嗽、气喘、咳血、无力、咽喉肿痛等。

应用方法 按摩手法为用拇指指端或者指腹轻轻揉按，得气感觉为有酸胀感，每次按摩2～3分钟。灸法为艾炷灸1～3壮，艾条灸5～10分钟。

脾经原穴 太白

定位取穴 仰卧或正坐，平放足底，在足内侧缘，第一跖骨趾关节近端赤白肉际凹陷处。

补养功效 太白的蒸升之气同合于足

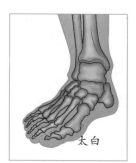

太阴脾经的气不足、血有余的气血特征，能比较好地补充脾经经气的不足，为脾经经气的供养之源，故为足太阴原穴。太白有比较好的补脾气的作用，可用于改善因脾胃气虚引起的胃痛、腹胀、呕吐、腹泻、痢疾等。

应用方法 按摩时用拇指指端或者指腹按揉，得气感觉为感到有酸胀感。

心经原穴 神门

定位取穴 仰掌，在靠近手掌的腕横纹上，小指指根处，握拳时有一紧张的肌腱，是尺侧腕屈肌腱，在紧靠它的内缘凹陷处。

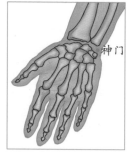

补养功效 神门是心经的原穴，有很好的养心安神的功效。可用于改善因心

虚引起的失眠、健忘、心烦、头晕、不自觉地心跳甚至不能自止等症。

应用方法 按摩手法为用拇指指端或者指腹按揉，得气感觉为有酸胀感为宜，每次2～3分钟。

肾经原穴 太溪

定位取穴 内踝后方，在内踝尖与跟腱之间的中点凹陷处。

补养功效 太溪是肾经的原穴，有比较好的补肾作用。可用于改善因肾阳不足导致的遗精、阳痿、小便频数、失眠、腰酸腿软，女性

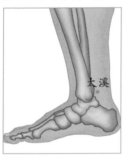

不孕、先兆流产、习惯性流产、月经不调、绝经前后诸症，因肾阴虚导致的消渴、耳鸣、耳聋、咽喉肿痛等。

应用方法 按摩手法为用拇指指端或者指腹按揉，得气感觉为有酸胀感，每次按摩2～3分钟。灸法为艾炷灸1～3壮，艾条灸5～10分钟。

心包经原穴 大陵

定位取穴 仰掌，微屈腕握拳，在靠近手掌的腕掌横纹的中点处，掌长肌腱与桡侧腕屈肌腱之间的凹陷中。

补养功效 大陵是心包经上的原穴，

是心包经气血的重要输出之源。可用于改善心痛、心肌炎、心跳过速甚至不能自止，及神经衰

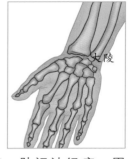

弱、失眠、癫痫、肋间神经痛、胃痛、呕吐、胃炎、胃出血。

应用方法 按摩手法为用拇指指端或者指腹上下左右按揉；得气感觉为有酸胀感，每次按摩2～3分钟。灸法为艾炷灸1～3壮，艾条灸5～10分钟。

肝经原穴 太冲

定位取穴 足背侧，第1、第2跖骨之间跖骨底结合部前方凹陷处，拇长伸肌腱外缘。

补养功效 太冲是肝经的原穴，有比较好的补益肝肾、精血的功能，可用于改善因肝虚引起的头

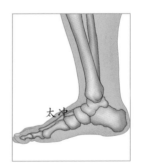

痛、眩晕、疝气、月经不调、痛经、崩漏、乳腺炎、胁痛、眼睛肿痛等。

应用方法 按摩手法为用拇指指端或者指腹上下左右按揉，得气感觉为有酸胀感，每次5秒左右。灸法为艾炷灸1～3壮，艾条灸5～10分钟。

会聚人体精气的八会穴

八会穴是脏、腑、气、血、筋、脉、骨、髓的精气分别所会聚之处的八个腧穴。八会穴与八种脏器组织的生理功能有着密切的关系，并且与经穴中的某些特定穴有重复。比如中脘是腑之会穴，因为六腑对于饮食的消化都依赖于胃腐熟的功能，所以又是胃的募穴。章门是脏之会穴，因五脏的气、血等精微物质都依赖于脾的运化，所以又是脾的募穴；膻中是气之会穴，因其为宗气聚于胸中，所以又是心包经上的募穴。在临床方面凡与此八者有关的病症，均可选用八会穴改善。如脏病取章门，腑病取中脘，各种出血病症取膈俞。尤其是这八种脏器的虚损性疾病，八会穴更是首选。

脏之会穴 章 门

定位取穴 侧腹部，最下面一肋骨为第12肋，再往上数一个就是第11肋，在第11肋游离端的下方处。简便取穴法是一只手屈肘，合到腋下，肘尖的尽头处。

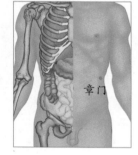

章门

补养功效 章是指贵重的材料，而人体的贵重材料就是五脏。章门是脏之会穴，五脏的气血都在章门会聚。因为它又是脾经的募穴，所以有很好的补益脾胃的作用。可用于改善脾胃虚弱所导致的腹痛、腹胀、腹中胃肠蠕动辘辘作响、腹泻、呕吐、精神疲惫、四肢倦怠无力、小儿疳积等。

应用方法 按摩手法为用拇指指端或

者指腹上下左右按揉；或者用手掌掌面附着在穴位上，以腕关节为中心，连同前臂作有节律的环旋运动；或者用食指、中指、无名指指面附着于章门上，以腕关节为中心，连同手掌、手指作有节律的环旋运动。灸法为艾炷灸1～3壮，艾条灸5～10分钟。

腑之会穴 中 脘

定位取穴 位于腹部，从胸骨顺着正中线往下摸，开始凹陷处是胸剑结合部，此处和肚脐的距离是

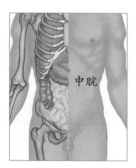

中脘

8寸，它们之间的中点。

补养功效 中脘是腑之会穴，又是胃之募穴，有健脾利湿、和胃降逆作

用。可用于改善脾胃虚弱所导致的胃脘痛、腹胀、呕吐、打嗝、反胃、不想吃饭、疳积、腹中胃肠蠕动辘辘作响、腹泻、便秘等，以及虚劳吐血、心虚导致的失眠等。

应用方法 按摩手法为用拇指指端或者指腹上下左右按揉；或者用手掌掌面附着在中脘穴上，以腕关节为中心，连同前臂作有节律的环旋运动；或者用食指、中指、无名指指面附着于中脘穴上，以腕关节为中心，连同手掌、手指作有节律的环旋运动。灸法为艾炷灸1～3壮，艾条温和灸5～10分钟。

气之会穴 ▶ **膻中**

定位取穴 在体前正中线，两乳头连线的中点。

补养功效 膻中是气之会穴，肺为气之本，又因为膻中位于心胸部位，所以可以改善心肺的一些虚证，比如肺气虚引起的咳嗽、气喘、无力，心虚引起的不自觉心跳、胸闷等。

应用方法 按摩手法为两手重叠，内、外劳宫相对，男子左手在下，女子右手在下，内劳宫对准膻中。吸气时，两手由右往上向左

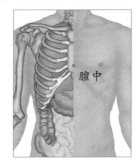

按揉；呼气时，两手由左往下向右按揉，一吸一呼为一圈，也就是1次。少则8次，多则64次。然后换方向按揉，吸气时，两手由右往下向左按揉；呼气时，两手由左往上向右按揉，次数与上面相同。最后，做3次压放吸呼动作。

血之会穴 ▶ **膈俞**

定位取穴 在背部，两肩胛骨最下端连线正中是第7胸椎棘突，向两边旁开1.5寸左右，也就是旁开二指宽处。

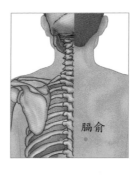

补养功效 膈俞是血之会穴，可以辅助改善一些血症，如咳血、吐血。与胃的部位接近，可以改善脾胃虚弱所导致的胃脘痛、呕吐、打嗝、厌食，以及阴虚引起的每天定时发热或者热势较重，睡觉时出汗、醒时汗止。

应用方法 可以用刺法，针身与皮肤表面呈45°角，倾斜刺入，深度0.5～0.8寸。

筋之会穴 ▶ **阳陵泉**

定位取穴 小腿外侧，正坐屈膝90°，在横纹外侧端稍前下方又圆又小的凸

起的骨骼，就是腓骨小头，在它的前下方的凹陷中。

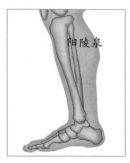

补养功效 阳陵泉是筋之会穴，为筋气聚会之处，有比较好的壮筋作用。可以辅助改善因肝肾不足引起的半身不遂，腿脚抽筋，下肢痿软无力、活动不便等症。

应用方法 按摩手法为用拇指指端或者指腹上下左右按揉；或者用大拇指和食指、中指在阳陵泉上有节律地提捏。灸法为艾炷灸1～3壮，艾条灸5～10分钟。

骨之会穴 **大杼**

定位取穴 在背部，在第1胸椎棘突下，旁开1.5寸。可取正坐或俯卧姿势，先低头找到脖颈后面正

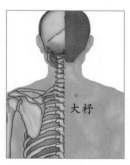

中一个骨性的突起，是第7颈椎棘突。往下数1个这样的突起，是第1胸椎棘突。再往两边1.5寸左右，也就是旁开二指宽处。

补养功效 大杼是骨之会穴，也就是骨获得精气汇聚于此，有比较好的强

筋骨的作用，可以用于辅助改善一些筋骨的疾病，比如肩背痛、颈项部活动不利等。

应用方法 按摩手法为用拇指指端或者指腹上下左右按揉；或者用小指的指关节背侧放置在大杼穴上，以肘部为支点，前臂主动摆动，带动腕作屈伸和前臂旋转。灸法为艾炷灸1～3壮，艾条灸5～10分钟。

髓之会穴 **悬钟**

定位取穴 在小腿的外侧，腓骨前缘，外踝尖上直上3寸处，也就是除拇指外四指并拢的宽度。

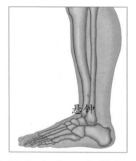

补养功效 悬钟为髓之会穴，有较好的补肾益髓的功效。可用于辅助改善因骨髓不足引起的关节疼痛、下肢痿软、屈伸不利以及因脑髓不足引起的痴呆等症。

应用方法 灸法为艾炷灸3～5壮，艾条灸10～15分钟。

脉之会穴 **太渊**

［说明］太渊为脉会之穴，可改善一些脉的疾病，如无脉症等（详见本书66页"太渊"）。

常用又有效的其他补穴

足三里

定位取穴 位于外膝眼下3寸处，也就是除拇指外四指并拢的宽度，在腓骨与胫骨之间，由胫骨旁量一横指处。

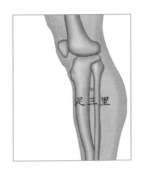

补养功效 足三里是一个强壮身心的大穴，可健脾益气、提高人体免疫机能。可改善脾胃虚弱引起的胃痛、腹胀、呕吐、打嗝、腹泻、水肿、厌食、体弱多病以及心气不足引起的不自觉心跳、气短等。

应用方法 按摩手法为每天用大拇指或中指按压足三里1次，每次按压5~10分钟，每分钟按压15~20次。灸法为每周用艾条雀啄灸法灸足三里1~2次，每次15~20分钟。

气海

定位取穴 下腹部，前正中线上，脐中下1.5寸，也就是二指宽处。

补养功效 气海有升阳补气、补虚固本的作用。可改善脾胃虚弱引起的腹痛、水肿、腹胀、腹泻、痢疾，肾虚引起的小便不利、遗尿、遗精、阳痿、疝气、痛经、月经不调、崩漏、子宫脱垂及气虚羸瘦、四肢乏力等。

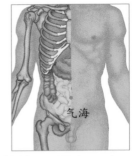

应用方法 刺法为针身与皮肤表面呈45°角，倾斜刺入，深度0.5寸。最好与足三里配合施针，每周1~2次。

关元

定位取穴 位于下腹部，前正中线上，脐中下3寸，也就是除拇指外四指并拢的宽度。

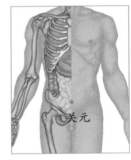

补养功效 关元具有温肾固精、补气回阳的功效。可改善肾虚导致的气喘、遗精、阳痿、遗尿、淋浊、尿频、痛经、闭经等。

应用方法 按摩手法为两手重叠，手掌与手指分别按在气海、关元上。吸气时，两手由右往上向左按揉；呼气时，两手由左往下向右按揉。一吸一呼为一圈，就是1次。少则8次，多则64次。然后再向相反方向按揉，方法、次数同上。最后，做3次压放呼吸动作，方法同上。

传世国术中的补身健体小功法

补气强身的立式八段锦

八段锦是由八节肢体动作组成，体势动作古朴高雅，所以叫作八段锦。八段锦起源于北宋，后来在历代流传中形成许多练法和风格各具特色的流派。总的来说，有立式八段锦和坐式八段锦之分，这里讲的是立式八段锦。

预备功

练法 自然站立，微含胸、拔背、虚腋、收腹，腰脊放松；下颌微内收，颈垂直，使头顶往上顶；正头平视，视而不见；双手自然垂于身体两侧，五指微屈；肩下沉，宁神调息，气沉丹田，呼吸均匀、深沉而细长。做以下各式前均做此预备功。

双手托天理三焦

练法 双手收到腹前，手指伸直并拢，手指尖相对，手心朝上方，缓缓上抬至胸前，然后手心依次翻向内、向下、向上，翻转同时向上托起，呈"托天式"。在上述过程中，微闭

嘴，舌尖抵上腭，用鼻吸气，呼吸做到细、长、匀、深。托天式停顿1~2秒钟，两手臂向内侧分开，手心由上向侧外、向下，两手臂缓缓落到身体两侧。在手下落的过程中呼气，气息要细、长、匀、轻。足跟要随双手的托举而起落，目光随手的变化而变化。反复托举7次，此段可起到调理脏腑的作用（图①）。

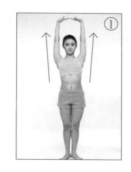

左右开弓似射雕

练法 左脚向左侧横开一步，下蹲成马步。身体向正前方，两臂由下向左徐徐上举，双手半握拳，虎口朝上。当左手和左肩呈水平线时，左手伸向左前方，食指指尖向上翘起，其余手

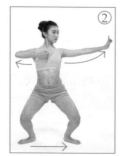

指半握拳；右臂屈肘，右手与右肩，向右方拉伸，拳心向里，恰如拉紧弓弦，开弓如满月。微静止一两秒钟，两腿伸直，双臂按照原来线路还原，改为左边挽弓势，动作同上，只是两臂动作相反。从动作开始时吸气，到挽弓势后，吸气微停；随两臂下落，缓缓呼气。视线随伸展手的食指凝视远方，反复做7次（上页图②）。

调理脾胃须单举

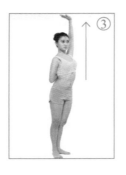

练法 两手收到小腹前，手心向上，指尖相对，双手向上托到胸腹之间的位置。右手手心向内翻转，朝下；左手依次翻转向内、向下、向外、向上。右手放至背后，左手上举，手背上下相对，指尖左右相对。双臂伸直后稍停，然后翻掌，手心相对都收到胸腹之间；两臂交换进行同样的动作。呼吸要求是开始时吸气，单臂上举到最高点时调息，随手臂下落改为呼气，翻转手掌时再调息。目视方向随上举之手臂而动。反复做7次后收功。收功时，双手回到胸腹之前，翻转手心使之向下，下按，还原。此段可起到调理脾胃的作用（图③）。

五劳七伤往后瞧

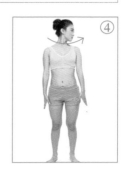

练法 两臂自然下垂于身体两侧，手心向胯下，双脚站稳，身体缓缓左转，脖颈扭紧，微停一两秒钟，身体再向右方平转，到不能转动为止。开始时吸气，左转身到不能转动时，气吸足；开始右转身时呼气，到还原时气呼尽。继续右转时又开始吸气，交替进行。两目要随上身和头部的转动而平视。反复做7次，可打通任督二脉（图④）。

摇头摆尾去心火

练法 两足横开，双膝下蹲，成马步。两臂自然下垂于身体两侧，两目平视。上半身前倾，双手按在膝盖上，双肘外撑。头和上半身由前倾姿势向左前方转动，同时微抬头向上仰，呈左前倾斜状，臂膀部向右后方摆动；然后低头，上半身向左前方倾斜，经前倾位，向右前方摆动；上半身微抬，头微上仰，呈右前方倾

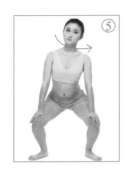

斜位。呼吸要求：由正前向左前倾斜摆动时，缓缓吸气；动作微停，吸气微调息，再由左前位向正前倾斜摆动时，改为呼气；由正前向右前位倾斜摆动时吸气，反复进行。目视方向随上半身摆动而移动。向左、向右动作相同，方向相反。左右反复各做7次，可改善腰腿酸痛（上页图⑤）。

两手攀足固肾腰

练法 两足平开，与肩同宽。两臂同时向前、向上作托举动作。然后上半身前屈，胸部向大腿方向靠拢，两臂随之向前、向下伸，用手攀住脚趾或摸到足跟，微停一两秒，上半身再缓缓抬起，两臂随之上举。呼吸要求：身向前俯时呼气，直腰还原时吸气，交替进行。目视方向随着手的移动而移动。反复做7次，具有健肾的作用（图⑥）。

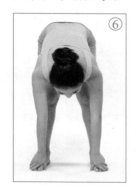

攢拳怒目增力气

练法 两足横开，两膝下蹲，双手握拳在腰间，拳心朝上，两拳紧握，缓缓同时前冲。两小臂内旋，使拳心向下，拳眼相对，两臂伸直与肩同宽同高。稍停一两秒，按原来线路将双拳收回腰间；右拳向右侧冲拳，拳心朝前，拳眼朝上，左拳抬至胸前，双拳平直，与肩同高，再慢慢收回腰间。呼吸要求是双拳向前和内侧冲时呼气；双拳往回收时吸气。同时要求练功时，双眼尽量睁大，略带怒相。前冲拳时，目视前方，侧冲拳时，左右各1次。反复做7次，有助于增强内气（图⑦）。

背后七颠百病消

练法 双手臂自然下垂，全身放松，两足跟向上提起，使两足跟离地面大约一两寸；同时双肩微上耸，再迅速放下。肩上耸时，身体重心随之提高；肩放下时，身体重心随之微微下降，形成颠的动作。整个过程中，其呼吸要求是足跟提起时用力吸气，足跟下落时大口呼气。反复做7次，此段可使血脉通畅（图⑧）。

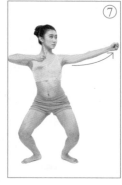

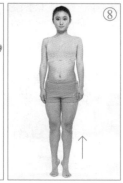

除病强身的二十四节气坐功

二十四节气坐功去病法，相传是宋代养生家陈抟所传。明代罗洪先编的《万寿仙书》三卷，其中卷二载有"四时坐功却病图"，并且每图附有文字说明。但因年代久远，图文斑驳不清。清代郑官应编撰的《中外卫生要旨》卷四所记载的功法，比较清晰精美。因此，选用该书光绪癸巳（1893年）刊本。该功法的坐功时间规定，可以灵活变动，早晨起床后或晚上睡觉前都可以。

立春正月节坐功图

练法 在每天23时至次日3时之间，两腿盘坐。两手相叠按在左大腿上。上半身连头向右转。目视右后上方。上半身呈耸引势，略停数秒，再缓缓转向左方，动作和向右一样。左右各做15次。然后上下牙齿相叩，叩齿36次；漱津（也就是舌舐上腭，并在两颊、上下齿唇间，此时唾液增加分泌，养生家称为"津液"）9次，待津液满口后分3次咽下，意想把津液送至丹田。像这样漱津3次，下咽9次。再用鼻吸气，用口缓缓吐气。吐纳时，要求呼吸要细、长、匀、深。一呼一吸为一息，如此36息后停止。练功时间也可以选在清晨，不必拘泥于夜间时刻。

补养功效 用于风气积滞导致的颈项疼痛、肩臂痛、耳后痛、背痛、肘痛等。

雨水正月中坐功图

练法 在每天23时至次日3时之间，

两腿盘坐。两手相叠按在右大腿上。上半身向左转，脖项向左扭转牵引，略停数秒，再以同样的动作转向右。左右各做15次。再同上进行叩齿、漱津、吐纳的动作（图①）。

补养功效 可用于三焦经络留滞邪毒导致的咽喉肿痛、咽喉干燥、喉痹、呕吐、呃逆、耳聋、多汗、目锐眦痛、面颊痛等。

惊蛰二月节坐功图

练法 在每天1时至5时之间，两腿盘坐，两手握紧。头项向左右慢慢转动各4次。两肘弯曲，前臂上抬和胸齐平，手心向下，十指自然蜷曲。两肘

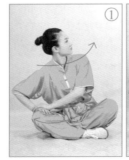
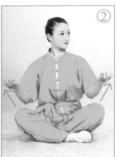

关节同时向后顿引，然后还原。如此反复做30次。然后做叩齿、咽津、吐纳动作而收功（上页图②）。

补养功效 用于腰脊脾胃蕴积邪毒导致的目黄口干、齿鼻出血、突然间声音嘶哑、头风面肿、目暗羞明、鼻闻不到味道等。

春分二月中坐功图

练法 在每天1时至5时之间，两腿盘坐。两手由身体两侧提到腋下，手心向上，内旋，然后向正前方推出，使掌心向前，指尖向上，两臂伸直与肩同宽、同高，同时头向左转动，两手收到腋下，头转向正前方，两手像前面一样推出，头转向右侧。如此左右各做42次。然后像前面一样做叩齿、咽津、吐纳动作而收功（图③）。

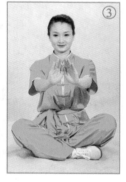

补养功效 用于胸部肩背经络虚劳邪毒导致的牙齿疼痛、脖颈肿、耳后肩臂痛、怕冷打颤、发热、耳聋耳鸣、皮肤肿胀及瘙痒。

清明三月节坐功图

练法 在每天1时至5时之间，盘腿

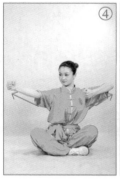
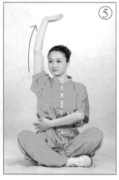

而坐，两手作挽弓样的动作。左右交换，动作相同，方向相反，各做56次。然后像前面一样做叩齿、咽津、吐纳动作而收功（图④）。

补养功效 用于腰脊肠胃虚邪积滞导致的耳前热、耳聋、咽痛、颈项肩臂疼痛等。

谷雨三月中坐功图

练法 在每天1时至5时之间，两腿自然盘坐，右手上举托天，指尖向左；左臂弯曲成直角，前臂平举，放在胸前，五指自然弯曲，手心向胸，同时头向右转，目视右前方。然后左右交换，动作相同，各做35次。然后像前面一样做叩齿、咽津、吐纳动作而收功（图⑤）。

补养功效 用于脾胃痞块瘀血导致的眼睛发黄、面颊肿、上下颌肿、肘臂外侧肿痛。

春季是一个由冬寒向夏热过渡的季节，寒去热来、阴退阳长。此套功法有在春季强身健体、防病的功效。

立夏四月节坐功图

练法 在每天3时至7时之间，一腿盘坐，另一腿弯曲屈膝，两手交叉抱住膝，手与膝支撑2～3秒钟。然后两腿交替，左右各抱膝35次。最后像前面一样做叩齿、咽津、吐纳动作而收功（图⑥）。

补养功效 用于风湿留滞引起的经络肿痛、臂肘挛急不利、腋肿、手心发热、嘻笑不能停止等。

小满四月中坐功图

练法 在每天3时至7时之间，两腿盘坐，左手按住左小腿部位，右手上举托天，指尖向左。停留片刻然后左右交换，动作相同，各做15次。最后像前面一样做叩齿、咽津、吐纳动作而收功（图⑦）。

补养功效 用于肺腑蕴滞邪毒引起的胸胁胀满、不自觉地心跳甚至不能自止、面部和鼻尖发红、眼睛发黄、心烦作痛、手掌心发热等。

芒种五月节行动图

练法 在每天3时至7时之间，站立。两脚分开和肩同宽，两手由胸前向上提，手心向上，然后外旋，向上托起，两臂伸直，手心向上，十指尖向后。腹向前挺，背向后压，头向后仰，目视双手，略停数秒，双手经身体两侧慢慢下落。如此反复做35次。最后做叩齿、咽津、吐纳而收功（图⑧）。

补养功效 用于腰肾蕴积虚劳引起的咽干、胃痛、目黄胁痛、消渴、善笑、善惊、善忘、咳吐、气泄、身热股痛、心悲、头项痛、面赤等。

夏至五月中坐功图

练法 每天3时至7时之间，两腿伸直而坐，两臂伸直，十指交叉，手心向胸，以右脚踏在两手心中，脚向外蹬，手往里拉，蹬拉相争，2～3秒。再换左脚踏，同样动作，左右各做35次。然后像前面一样做叩齿、咽津、吐纳动作而收功（图⑨）。

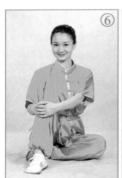
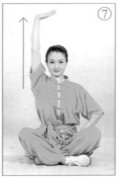
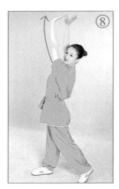
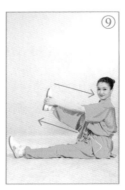

补养功效 用于风湿积滞引起的手腕痛、膝盖痛、肩臂痛、掌中发热疼痛、两肾内痛、腰背痛、身体困重。

小暑六月节坐功图

练法 每天1时至5时之间，两手放在背后撑地，十指尖向后，胳膊伸直。左腿向前伸直，脚跟着地，右腿折叠使大腿压住小腿，目视身体上前方，并且使身体重心向后移，然后向前移。像这样两脚交换，动作相同，各做15次。最后像前面一样做叩齿、咽津、吐纳动作而收功（图⑩）。

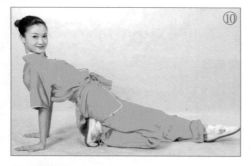

补养功效 用于腿膝风湿、咽干、咳嗽、气喘、小腹胀、半身不遂、健忘、脱肛等。

大暑六月中坐功图

练法 在每天1时至5时之间，两腿盘坐，双手握拳撑在腿前，两臂伸直和肩同宽，两拳眼相对，身体重心前移，上半身向前俯，扭项转头向左虎视。重心后移，头转向前；重心再向

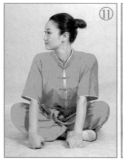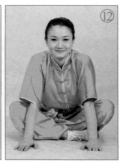

前移，头转向右，动作相同，方向相反，左右各做15次。最后像前面一样做叩齿、咽律、吐纳三个动作而收功（图⑪）。

补养功效 用于头项胸背风毒、咳嗽、气喘、胸满、手臂痛、手掌心发热、脐上或肩背疼痛、汗出、中风、尿多、皮肤痛麻、悲愁欲哭、怕冷、发热。

立秋七月节坐功图

练法 在每天1时至5时之间，两腿盘坐，上半身前俯，两臂伸直用来撑地，两臂分开和肩同宽。然后含胸收缩身体，屏住呼吸，耸身向上，重心向前移，稍稍停顿以后，再还原。如此反复做56次。然后像前面一样做叩齿、咽津、吐纳这三个动作而收功（图⑫）。

补养功效 本节功法有补虚益损的功效，可用于改善腰间积气，口苦，好叹气，心口和胁肋处疼痛，不能转动身体，面色没有光泽，两脚的外侧发热，头痛，上下颌疼痛等。

处暑七月中坐功图

练法 在每天1时至5时之间，身体正坐，转头向左后上方举引，再慢慢转向右后上方举引；同时两手半握拳，反向后捶腰背。每转头1次，捶腰背6次。头向左右各转动35次。然后像前面一样做叩齿、咽津、吐纳动作而收功（图⑬）。

补养功效 用于风湿留滞引起的肩背、胸部、脊背部、胆经循行部位疼痛及少气咳嗽、脊骨有积气等。

白露八月节坐功图

练法 在每天1时至5时之间，两腿盘坐，用两手按住双腿；然后头慢慢转动，向左、右各推引15次。最后分别像前面一样做叩齿、咽津、吐纳这三个动作而收功（图⑭）。

补养功效 用于风气留滞腰背经络引起的全身一阵阵地发冷，或者害怕见到人和火，或者听到水声则受惊发狂，也可用于常见的疟疾、出汗较多、鼻部出血、口唇歪斜、出疹等症状。

秋分八月中坐功图

练法 在每天1时至5时之间，两腿盘坐，两手护住两耳，十指向后相对，上半身向左侧倾，到不能转动而停止。再慢慢向右侧倾。左右动作相同，方向相反，各做15次。然后像前面一样做叩齿、咽津、吐纳动作而收功（图⑮）。

补养功效 可用于风湿积滞引起的腹大水肿、膝盖膑骨肿痛、大腿和小腿的外侧疼痛、遗尿、腹胀、消谷善饮、胃寒喘满。

寒露九月节坐功图

练法 在每天1时至5时之间，两腿盘坐，两手心向上，十指尖相对，慢慢上提至胸前，两手前臂内旋，双手慢慢向上托起，手心向上，指尖分别向左右侧方向，两臂伸直，并且成开放型。身体向上耸，头转向左，手心翻向下，两臂由身体两侧慢慢放下。反复做15次。然后像前面一样做叩齿、咽津、吐纳动作而收功（图⑯）。

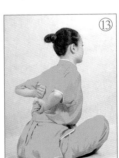
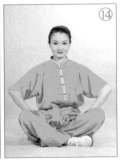
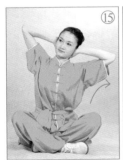
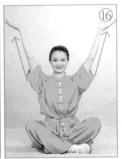

用于风寒湿毒之邪侵犯胁腋经络，稍微活动则冲头项，背部脊骨疼痛，眼睛发黄流泪，鼻部出血，上吐下泻等。

霜降九月中坐功图

练法 在每天1时至5时之间，腿向前伸而坐，双手分别向前攀住左、右脚底，膝关节弯曲。然后两脚向前蹬，两手向后扳，力争数秒，屈膝，两臂随之弯曲。如此反复做35次。然后像前面一样做叩齿、咽津、吐纳动作而收功（图⑰）。

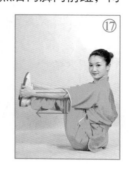

补养功效 用于风湿痹邪侵犯腰腿引起的髋骨不能弯曲、小腿撕裂一般的疼痛，颈部、背部、腰部、臀部疼痛，大便带有脓血等。

立冬十月节坐功图

练法 在每天1时至5时之间，两腿盘坐。两手由身体两侧提到胸前，手心向前，同时头向左转；两臂随后慢慢落下，头转向正前方。两手臂再重复前面的动作，动作相同，只是头左右轮流转动，各做15次。最后像前面一样做叩齿、咽津、吐纳这三个动作而

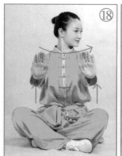
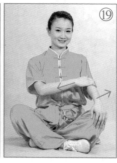

收功（图⑱）。

补养功效 可用于胸胁部的积滞及虚劳邪毒引起的腰痛不能前俯后仰、咽喉干燥、面色没有光泽、胸部满闷、呕吐、呃逆、头痛、面颊肿、眼睛发红肿痛、两胁下疼痛牵引小腹等。

小雪十月中坐功图

练法 在每天1时至5时之间，两腿盘坐，左手按住膝部，手指向外，右手挽住左肘关节，并且用力向右拉，左肘用力向左力争，相持数秒钟，左右各做15次。然后像前面一样做叩齿、咽津、吐纳这三个动作而收功（图⑲）。

补养功效 用于腕肘部的风湿热毒，女子小腹肿，男子疝气，不自觉的小便流出，睾丸肿胀疼痛，抽筋，久泻不止，咳嗽等。

大雪十一月节行动图

练法 在每天23时至次日3时之间，起身站立，两脚左右分开大约与肩同宽，膝关节稍微弯曲，两臂伸直外展

平举，手心向外，指尖向上，抬腿原地踏步，再向前走若干步。最后像前面一样做叩齿、咽津、吐纳动作而收功（图⑳）。

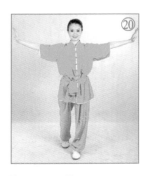

补养功效 脚膝风湿毒气，口中发热，唇舌干燥，咽喉肿，咳嗽等。

冬至十一月中坐功图

练法 在每天23时至次日3时之间，起身平坐，两腿微屈，向前伸，

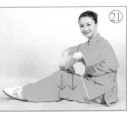

左右分开，与肩同宽，两手呈半握拳状，按在两膝上，使肘关节分别朝向左右斜前方，拳眼向腹，拳心向外。上半身前俯，极力用拳压膝；重心向后移，双拳轻轻按膝。反复做15次。然后像前面一样做叩齿、咽津、吐纳动作而收功（图㉑）。

补养功效 用于经络蕴积邪气、舌根强直疼痛、身体不能动或者不能平卧、大腿和膝盖内肿、足背疼痛等。

小寒十二月节坐功图

练法 在每天23时至次日3时之间，两

腿盘坐，右大腿压在左小腿上，右小腿稍微向前放，左手掌按在右脚掌内上方，右手极力向上托天，手心向上，指

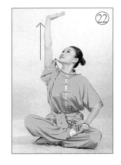

尖朝向左方，转头目光视上托之手。然后，左右手足交换进行，左右各做15次。最后像前面一样做叩齿、咽津、吐纳动作而收功（图㉒）。

补养功效 营卫气滞，胃脘疼痛，腹胀等。

大寒十二月中坐功图

练法 每天23时至次日3时之间，单腿跪坐，也就是

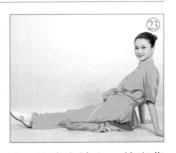

一腿前伸，另一腿跪在地上，前脚背着地，臀部坐在脚后跟上。上半身后仰，两臂分别在身后左右侧撑地，指尖朝向斜后方，身体重心后移，再向前移。两腿互换进行，左右各做15次。最后像前面一样做叩齿、咽津、吐纳动作而收功（图㉓）。

补养功效 用于手足经络寒湿、两臂大腿内侧疼痛、足痿弱无力、嗜睡、足下热痛、脐痛、腰部发凉等。

平衡阴阳的延年九转法

延年九转法是以自我按摩为主的组合动功。因为这套动作有九节，每节都有"转动"这一动作，长久练习可祛病延年，所以称为"延年九转法"。

▌ 第一转：按摩心窝部

练法 两手慢慢上提，在心窝处对插，右手压在左手之上，右手拇指在前，其余四指在后。由左向下、向右、向上，再向左，顺时针的方向做圆周转动，连续做21次（图①）。

▌ 第二转：按摩腹中线部位

练法 在心窝部按摩21次后，以右手压在左手之上，且右手拇指在前，其余四指在后的方式对插，继续沿腹部中线一边转动一边往下移动，逐渐移动到耻骨联合处为止，同样连续做21次（图②）。

▌ 第三转：按摩腹部两侧部位

练法 两手在耻骨联合处分别向两边分开，边按摩边向上移动，一直到心窝部，两手交接后停止，每只手各做21次（图③）。

▌ 第四转：推按腹中线部位

练法 两手在心窝部交接后，两手食指、中指、无名指、小指四指重叠，然后由心窝部用力下推至耻骨联合处，连续下推21次（图④）。

▌ 第五转：右手绕脐腹按摩

练法 将左手的食指、中指、无名指、小指四指置于左侧腹股沟部，静置不动；右手张开手掌按贴在脐腹部，按照由左向下、向右、向上、向左的方向，环绕脐腹做圆周按摩，连续做21次（图⑤）。

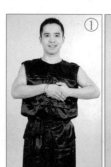 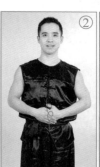 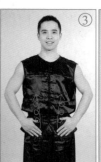 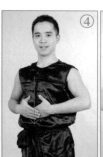 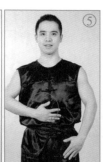

第六转：左手绕脐腹按摩

练法 右手除大拇指以外的其余四指置于右侧腹股沟部不动；左手张掌按贴在脐腹部，由左向下、向右、向上、向左，环绕脐腹做圆周按摩，连续做21次（图⑥）。

第七转：推按左侧胸腹

练法 左手叉腰，置于左侧骼嵴上方，拇指向前，其余四指托后，轻轻捏定。右手张掌，中间三指按压在左乳下方部位，然后以此为起点，直推到左侧腹股沟处，连续推按21次（图⑦）。

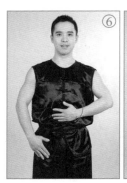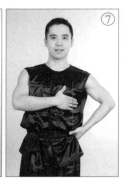

第八转：推按右侧胸腹

练法 右手作叉腰状，置于右侧骼脊上方，拇指向前，其余四指托后捏定。左手张开手掌，中间按压在右乳下方，然后以此为起点，向下直推到右侧腹股沟处，连续推按21次（图⑧）。

第九转：盘坐摇转

练法 取盘坐的姿势，两手分别轻按在两膝上。放松，足趾微向下屈。上半身微下俯，进行慢慢摇动。先按顺时针方向摇转21次，然后按逆时针方向摇转21次。摇转的幅度要大，如摇转向左时，应将胸肩摇出左膝；摇转向前时，应将上身摇伏膝上；摇转向右时，应将胸肩摇出右膝；摇转向后时，上身应该尽量往后倒（图⑨）。

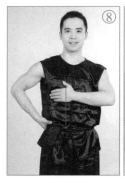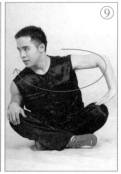

练习延年九转法的注意事项

◎ 第一转至第八转采取坐、卧或站的姿势都可；第九节摇转锻炼时，务必采取盘坐姿势。

◎ 摩动、推按及摇转时，21次只是一个虚数，可多可少。锻炼时应放松，不必数数。

补益延年的天竺国按摩法

天竺国按摩法是古代保健操之一，主要适用于中老年的保健养生。这套功法共十八式，包括洗手法、开胸法、虎视法等内容。这些动作与现代的四肢和腰腹运动类似。天竺是古印度国名，本套功法是否源于印度，还没有确切依据。但就其内容而言，各节操练动作与我国古代导引法似乎同出一源，并没有明显的异国色彩，之所以冠名"天竺"，疑似是后人的托名。

第一式

练法 站立或者坐式，双手交替互握，并且做摩擦、扭、捏动作，像洗手的样子。本节主要活动上肢，尤其以活动腕、指关节为主（图①）。

第二式

练法 站立或者坐式，双手十指交叉，先按向胸部，然后翻掌向前，再反掌向胸，像这样反复地推出、收回。本节主要活动上肢和肩、胸部（图②）。

第三式

练法 站立，两手十指交叉，然后共同按向一侧大腿，左右交替进行。本节主要拉伸腰背部和腿后侧（图③）。

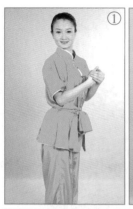
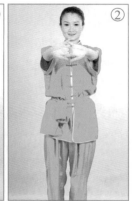
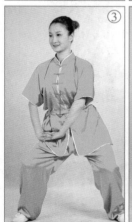
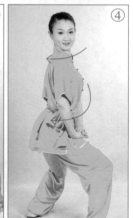

第四式

练法 站立，十指交叉，然后共同按于右侧腿上，身体慢慢地向右侧扭转，左右交替进行。本节主要活动腰背部（上页图④）。

第五式

练法 站立或者坐式，两手像拉硬弓的形状，一手持弓在前，另一手挽弓在后，用暗劲拉，左右交替进行。本节主要运动上肢，强壮肩部、背部及胸部（图⑤）。

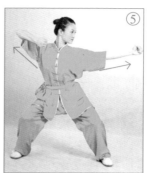

第六式

练法 站立或者蹲式，两手握拳，左右交替向前击出。本节功效同上节，只是运动的肌群不同（图⑥）。

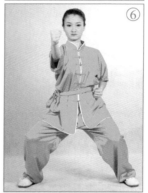

第七式

练法 站立或者坐式，双手五指并拢，向前平举，同时用力向前推。本节意同第五六式，只是运动的肌群不同（图⑦）。

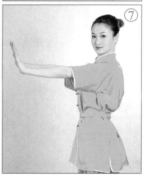

第八式

练法 站立或者坐式，两手握拳，一手捶胸，另一手向后甩，以拉开胸部，左右交替进行。本节功效同第五六式，只是运动的肌群不同（图⑧）。

第九式

练法 两腿自然交叉，盘腿坐地，上身如排山状向左右两侧、后方交替倾斜，同时头分别向左、右、后方转动。本节主要拉伸腰胁部的肌群，锻炼腰胁部的肌肉，强健骨骼，改善四肢痉挛、胀痛、麻木等症状（下页图⑨）。

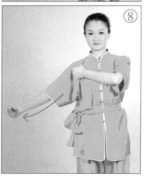

第十式

练法 两腿自然交叉，稳坐在地，两手抱头，俯身贴近腿部，然后使头、身向左右交替扭转，以抽引两胁（图⑩）。

第十一式

练法 两腿自然交叉，稳坐在地，两手按地，上半身向前俯，弯背，同时略微曲肘；然后使身躯向上挺举3次，同时将肘伸直。本节主要活动肩背，强壮腰脊（图⑪）。

第十二式

练法 两腿自然交叉，稳坐在地，用两手左右轮流反捶背部。本节主要活动上肢各关节，强壮背脊（图⑫）。

第十三式

练法 两腿自然伸直，稳坐在地，两手置于膝盖上，两脚前伸，一脚用暗劲向前伸掣，左右交替进行（图⑬）。

第十四式

练法 一腿跪地，另一腿屈膝着地，同时两手着地，并向左右两侧交替转头，睁眼像虎一样怒目后视。本节主要活动颈项，并可增进视力（图⑭）。

第十五式

练法 站立，身体分别向左右两侧和后下方转动，复原，连做3次（图⑮）。

第十六式

练法 两手交叉，一脚踏在手心中，手脚同时用力，左右交替进行（图⑯）。

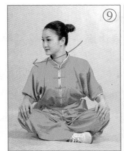
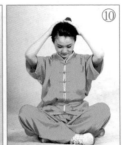
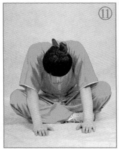
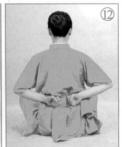
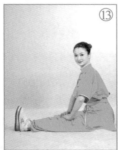
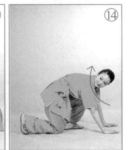
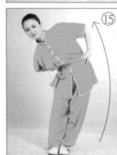
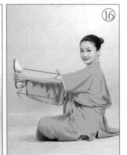

第十七式

练法 站立姿式，两脚轮流向前移动（图⑰）。

第十八式

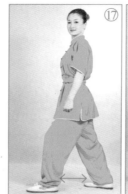
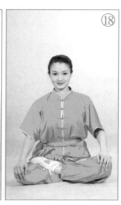

练法 坐式，伸两脚，用左手钩住左脚放到右膝上，右手钩住右脚放在左膝上，然后两手按在膝上。本节主要用于开胯兼活动四肢（图⑱）。

天竺国按摩法的强身作用

本套功法主要适用于中老年人养生保健或多种慢性病患者的自我调摄，尤其适用于软组织劳损和肢体关节病的治疗，如颈椎病、肩周炎、腰肌劳损、坐骨神经痛、腰椎间盘突出、腰腿疼痛等。全身性疾病，适宜全套操练；局部病变，可有针对性地选练几节。颈项病，可选练第十、第十四式；胸胁病，可选练第二、第六、第九、第十式；肩臂病，可选练第一、第五、第六、第七、第十二式；腰腿病，可选练第三、第四、第九、第十五、第十六、第十七、第十八式。

✾ 补元气、振精神的十二度按摩法

十二度按摩法记载在清代无名氏编写的《按摩导引养生秘法》里。

第一节：宁肺伏火法

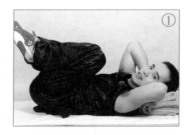

练法 侧躺，两手挽住颈项部，团起两腿，使膝盖超过腹部。保持这个姿势，能够降心火。心火不能上达到肺经，人体的精、气、神安于其本来的位置，日久不愈的咳嗽无力便可自愈（图①）。

第二节：壮精神法

练法 仰卧在床上，用两手抱住两膝盖，两腿竭尽全力向上举。保持这个姿势，能够增长气力、醒目提神，对于不孕不育的患者有改善作用，长期坚持还有益寿延年的功效（图②）。

第三节：运气法

练法 蹲坐在地上，两手扳两膝，左右两腿竭尽全力向后擎。长期坚持，会有秽浊的东西随小便排出，可益寿延年（图③）。

第四节：散气消食法

练法 自然站立，左右两手像拉硬弓的形状，一手持弓在前，另一手挽弓在后，用暗劲拉，左右交替进行，同时头向挽弓一手的方向看。做此动作

片刻后，屏住呼吸，上下牙齿相叩，到气足时停止。这一节有助于消除因气滞导致的饮食停滞（图④）。

第五节：鸣天鼓法

练法 蹲坐，两手掌心护耳，用手指弹脑后49次，上下牙齿相叩49次。这节功法能改善外感风邪或因肝风胃火所致的头晕目眩等症（图⑤）。

第六节：散毒法

练法 自然站立，转头，向左右方向牵引；同时用两拳捶后背45次；然后上下牙齿相叩45次。这节功法能消散血中邪毒留存所致的痈疽（图⑥）。

第七节：养心法

练法 屏住呼吸，两腿跪地，默默地坐着，两手向后按地，两眼像老虎一样看着前方，内心要平和，尽量排除私心杂念。这一节是养心得道的修炼方法，对于稳定心神有良好的效果（下页图⑦）。

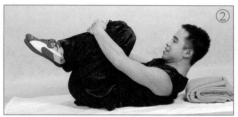

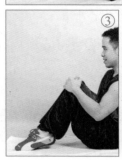

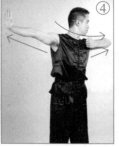

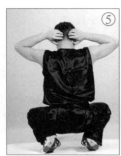

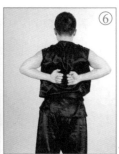

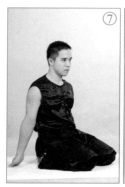
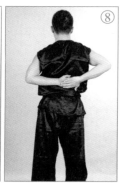

第八节：理肾法

练法 保持自然站立的姿势，左右两手掌心相对，并按摩后腰肾俞穴的位置，慢慢做这样的动作，直到两腰有灼热感。然后用一节手指按住腰部的疼痛部位，并且运气到疼痛的部位。此节动作不仅具有止腰痛的效果，还有比较好的调理疝气的功效，对于男女性功能障碍的改善有极大的帮助（图⑧）。

第九节：运血法

练法 屈腿而坐，伸出两只手扳一只脚，左右两手竭尽全力与脚同时用力，放下来再扳另一只脚，交替进行，直到四肢出汗才有效果。这套动作，可辅助改善风湿痹证导致的疼痛、屈伸不利等症（图⑨）。

第十节：养血脉法

练法 自然站立，慢慢地向前行走，

左右两手弯曲肘部，举至与肩平齐；随后两脚左右交替踏步或前行；片刻后，上下牙齿相叩，等到津液满口后咽下。这节动作有养血脉、燥湿运脾的功效，可用于辅助改善手脚的痿软无力、疼痛、麻木酸胀等症（图⑩）。

第十一节：保真法

练法 仰卧，左手扳右足，右手按住外生殖器。保持此姿势，能固护人体的真气（图⑪）。

第十二节：理胃法

练法 仰卧，一只手按住额头，另一只手按住腹部。保持此姿势，有辅助改善风寒犯胃所引起的呕吐、腹泻之功效（图⑫）。

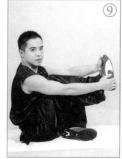
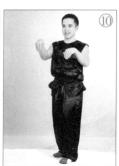
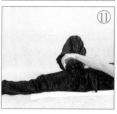
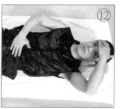

神清气爽补脑操

预备式

练法 取端正的站立位，腰脊挺直，双脚打开与肩同宽，右手掌心与左手手背重叠，轻轻放在小腹部，双目平视前方，呼吸调匀，全身放松，静静地站立1～2分钟（图①）。

平开天门

练法 双手拇指指腹以顺时针方向揉按太阳穴5～10圈，以两手食指侧面，置于两眉间的印堂穴，自印堂穴向上平抹到前发际处的神庭穴，两手食指轮流进行。两食指侧面用力要均匀一致，和缓有力，反复操作5～10次。然后直推至头维穴，揉按头维穴5～10圈（图②）。

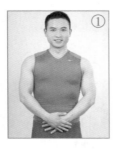

搓掌浴面

练法 将两手搓热，用两手食指、中指、无名指、小拇指（或手掌）由额部正中线同时向左右擦动，至额侧向下擦面颊部。反复操作5～10次（图③）。

按揉百会穴

练法 将右手食指指腹放在头顶百会穴上，用力按揉0.5～1分钟（图④）。

推揉足太阳

练法 用拇指和食指的指腹捏压脑后的天柱穴，捏一下松一下，反复操作5～10次，以有酸胀感为度；再从天柱穴向下沿颈椎两侧膀胱经擦至肩部，反复操作5～10次（图⑤）。

梳理五经

练法 双手呈爪状，放在同侧眉部上方，适当用力，从前额梳推至头后部，连续操作10～15次（图⑥）。

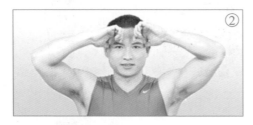
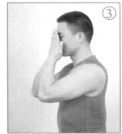
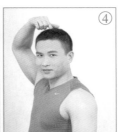
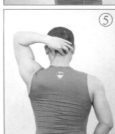
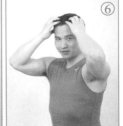

第三章

针对九种体质的分型补养方案

中医根据对患者症候、脉象、舌苔的观察，把人划分为以下九种体质：平和质、气虚质、阳虚质、阴虚质、血瘀质、痰湿质、湿热质、气郁质、特禀质。体质不同，其具体的补养方法也各不相同。

了解自身的体质类型

 ## 平和型体质

◎**总体特征**：阴阳气血调和，体态适中，面色红润，精力充沛。

◎**适应能力**：对自然环境和社会环境适应能力较强。

◎**形体特征**：体形匀称健壮。

◎**常见表现**：肤色润泽，头发稠密并且有光泽，目光有神，鼻色明润，嗅觉通利，口唇红润，不容易疲劳，精力充沛，耐受寒热，睡眠良好。

◎**心理特征**：性格随和开朗。

◎**患病倾向**：平常患病较少。

气虚型体质

◎**总体特征**：元气不足，疲劳无力、气短、自汗等。

◎**适应能力**：不耐受风、寒、暑、湿邪的侵袭。

◎**形体特征**：肌肉松软不实。

◎**常见表现**：平时语音低弱，气短，懒言，容易疲劳，精神不振，容易出汗，舌淡红，舌边有齿痕，脉弱。

◎**心理特征**：性格内向，不喜冒险。

◎**患病倾向**：容易患感冒、内脏下垂等病证，且病后康复缓慢。

阳虚型体质

◎**总体特征**：阳气不足畏寒怕冷，手足不温。

◎**适应能力**：耐夏不耐冬，易感风寒、湿邪。

◎**形体特征**：肌肉松软不实。

◎**常见表现**：平常怕冷，手足不温，喜热饮食，精神不振，舌淡胖嫩，脉沉迟。

◎**心理特征**：性格多沉静、内向。

◎**患病倾向**：容易患痰饮、肿胀、泄泻等病；感邪容易从寒化。

阴虚型体质

◎**总体特征**：阴液亏少，口燥咽干，手足心热。

◎**适应能力**：耐冬不耐夏，不耐受暑、热、燥邪。

◎**形体特征**：体形偏瘦。

◎**常见表现**：手足心热，口燥咽干，舌红少津，脉细数。

◎**心理特征**：性情急躁，性格外向，好动。

◎**患病倾向**：容易患虚劳、失精、不寐等病，感邪易从热化。

🌸 血瘀型体质

◎**总体特征**：血行不畅，肤色晦黯、舌质紫黯。

◎**适应能力**：不耐受寒邪。

◎**形体特征**：胖瘦均见。

◎**常见表现**：肤色晦黯，色素沉着，容易出现淤斑，口唇黯淡。

◎**心理特征**：易烦，健忘。

◎**患病倾向**：容易患痛证、血证等。

🌸 痰湿型体质

◎**总体特征**：痰湿凝聚，口黏苔腻。

◎**适应能力**：对湿重环境适应能力差。

◎**形体特征**：体形肥胖，腹部肥满松。

◎**常见表现**：面部皮肤油脂分泌较多，多汗且黏，胸闷，痰多，口中黏腻或甜，苔腻，脉滑。

◎**心理特征**：性格偏温和、稳重，多善于忍耐。

◎**患病倾向**：容易患消渴、脑卒中、胸痹等病。

🌸 湿热型体质

◎**总体特征**：湿热内蕴，面垢油光，口苦，苔黄腻。

◎**适应能力**：对夏末秋初湿热气候，湿重或气温偏高环境较难适应。

◎**形体特征**：形体中等或偏瘦。

◎**常见表现**：面垢油光，容易生痤疮，口苦口干，身重困倦，大便黏滞不畅或燥结。

◎**心理特征**：容易心烦急躁。

◎**患病倾向**：易患疮疖、黄疸等病。

🌸 气郁型体质

◎**总体特征**：气机郁滞，神情抑郁、忧虑脆弱。

◎**适应能力**：适应能力差。

◎**形体特征**：形体瘦者为多。

◎**常见表现**：神情抑郁，烦闷不乐，舌淡红，苔薄白，脉弦。

◎**心理特征**：性格内向、多虑。

◎**患病倾向**：容易患抑郁症、咽炎、百合病等。

🌸 特禀型体质

◎**总体特征**：先天失常，生理有缺陷，有过敏反应。

◎**适应能力**：适应能力差。

◎**形体特征**：形体各异。

◎**常见表现**：特禀质者常见哮喘、风团、咽痒、鼻塞、喷嚏等。

◎**心理特征**：情况各异。

◎**患病倾向**：特禀质者易患哮喘、荨麻疹、花粉症及药物过敏等。

平和型体质者的补养方案

◎ **健康体质**：平和质也就是一般健康人的体质状态。用中医的观点来说就是阴阳平衡，脏腑气血功能正常，属于那种先天禀赋良好，并且后天调养得当的人。总的来说，这类体质的人具有体形匀称、不胖不瘦，肌肉比较结实，精力充沛，面色红润并且有光泽，头发润泽有弹性，吃饭、睡眠都比较好，大小便正常，舌色淡红，舌苔薄白的特征。

◎ **性格开朗**：平和质人的性格是随和开朗的，并且乐观积极。所以这类人的气血功能和运行都比较正常，不容易遭到破坏。

平和型体质者的日常补养原则

◎ **劳逸结合**：这类人虽然阴阳平衡，但是也要保持良好的体质，做到生活、作息有规律，不要过度劳累，应劳逸结合，保持充足的睡眠时间。

◎ **顺应四时阴阳变化**：在维持自身体质阴阳平衡的同时，平和型体质者还应注意自然界的四时阴阳变化，才能保持自身与自然界的整体阴阳平衡。

◎ **饮食有节**：平和质人的饮食应该清淡，最好不要有偏嗜，因为五味的偏嗜会破坏身体的平衡状态。如过量吃酸味的食物会伤到脾，会出现脾胃虚弱引起的不想吃饭、消化不良、胃痛、胃胀、腹痛、腹胀等病症；过量吃咸味的食物会伤到心，会出现心之虚证出现的心前区痛、不自觉的心跳、失眠的病症；过量吃甜味食物会伤到肾，会出现小便不利、水肿的病症；过量吃辛味食物会伤肝，会出现肝区疼痛、眼睛看东西昏花等病症；过量吃苦味食物会伤肺，会出现咳嗽、气喘、胸痛等病症。

◎ **保护好脾胃**：脾胃是人体气血生化之源，所以脾胃功能的正常是人体气血运行正常的基础。虽然平和质人的体质总体偏于平和，但是人体也有赖于从外界吸取营养物质以保持阴阳气血的平衡。这一过程的基础便是脾胃功能正常的发挥。

平和型体质者适用的食补法

平和体质的人日常养生应采取一种中庸之道，也就是适合饮食调理而不适合药物补养。因为药物的偏性毕竟强于食物。吃饭不要过饱，也不能过饥，不能太冷也不能过热。多吃五谷杂粮、蔬菜瓜果，少吃过于油腻和辛辣刺激的食物。

宜食食材

平和质人可根据实际情况选择食用一些缓补阴阳的食物，来增强自身的体质。这类食物有粮食中的粳米、薏米、豇豆、甘薯；蔬菜中的茴香、韭菜、白菜；瓜果中的南瓜、银杏、核桃、桂圆、莲子；肉品中的鸡肉、牛肉、猪肉等。

四季食补宜忌

平和质之人还应顺应四季来选择相应的食物。

◎ **春季饮食宜忌**：春季人体的阳气初生，应该多吃一些辛甘之品来帮助阳气的发散，如韭菜、茼蒿、香菜、豆豉、白萝卜、红枣、猪肉等食材。而不应该吃一些酸涩、不利于阳气发散的东西，比如乌梅、柠檬、西红柿、酸奶、山楂。

◎ **夏季饮食宜忌**：夏季是心火当令，应该多吃一些辛味的食物来帮助肺来克制心，防止心火的过度亢奋。饮食适合清淡，如菠菜、黄瓜、丝瓜、冬瓜、桃、李子、绿豆、鸡肉、鸭肉等。不适合吃一些肥甘厚味，比如大鱼大肉等。

◎ **秋季饮食宜忌**：秋季干燥气候容易伤及人体的津液，易出现口渴、鼻咽干燥的情况。所以应该吃一些性质滋润的食物来帮助人体津液的化生，如银耳、杏、梨、白扁豆、蚕豆、鸭肉、猪肉等；而不应该多吃辛辣的食物，比如辣椒、葱、韭菜、胡椒、芥末等。

◎ **冬季饮食宜忌**：冬季人体的阳气趋于衰微。所以应该吃一些补阳的食物以保护阳气，如大白菜、板栗、红枣、黑豆、四季豆、羊肉等。而不宜吃寒凉的食物如梨、苦瓜、甘蔗等。

平和型体质者适用的保健运动

平和质的年轻人可选择一些强度大的运动，比如跑步、打球；老年人则可适当散步、打太极拳等。

气虚型体质者的补养方案

鉴别气虚型体质的要点

◎ **声音低微，精神萎靡，疲乏无力**：气虚质人还容易出现说话声音比较低，好像很久没有吃过饭一样。这类人的精神不佳，整天无精打采的，目光比较呆滞，缺乏神气，还容易出现疲乏无力的症状。这都是由于正气亏虚，人体的脏腑机能降低，导致气血亏虚引起的。

◎ **自汗**：气虚质人容易出现不自觉的出汗症状。这是由于气具有固摄汗液，使汗液不过度外泄的功能，所以气虚会导致机体的此种功能降低而出现动辄汗出的症状。

◎ **面色、唇色偏白**：气虚质人的面色呈黄色或者淡白色，没有光泽；口唇的颜色是白的；头发也没有光泽。

◎ **舌淡红，舌边有牙齿痕迹，脉象虚缓**：这都是气虚、精微物质不能濡养舌脉出现的情况。

◎ **性格内向**：性格偏于内向，平时不太爱说话，情绪不太稳定，胆子小，不大喜欢冒险。

◎ **身体抗病能力弱**：由于正气虚弱，这类人容易遭受外邪的侵袭，或者病后不太容易康复。

◎ **气喘吁吁**：气虚质人最明显的特征是和别人爬同样层数的楼，这类人很容易气喘吁吁。这是由于他们本来就气虚，活动后大量消耗人体的气，使气更虚，就会出现气不足的状况。

● 气虚型体质者大量活动后很容易气喘吁吁，这是气不足的表现

气虚型体质者的分布情况

气虚体质者多分布在西部、东部地区，可能与西部高海拔、低气压以及东北冬季长、春秋气温比较低有关。没有工作的人、学生和长期从事体力劳动的人也容易气虚。

 ## 气虚型体质者的日常补养原则

◎重视补肺：人体气的生成首先需要从自然界吸收清气，再经过一系列脏腑的运化才能生成人体之气。肺主一身之气，也就是肺有从自然界吸收清气的功能。因此，气虚质人应通过补肺来保证气的来源充足，为气的生成奠定良好的基础。

◎重视补脾胃：脾胃是气血生化之源，人体的气还有一个来源就是从饮食中的精微物质通过脾胃的运化而来。脾胃正常，气的这个来源才会有保障。

◎重视补肾：肾藏元气，人体之气的充足最根本在于肾。维持肾的功能正常，是人体之气充足的最根本保障。

气虚型体质者适用的食补法

宜食食材

◎谷类：糯米、粳米、小米、大麦、花生、黄豆、蚕豆、豇豆、豌豆、红小豆等。

◎蔬菜类：山药等。

◎瓜果类蔬菜及水果：南瓜、丝瓜、苹果、樱桃、荔枝等。

◎肉类：牛肉、鸡肉、鹌鹑、乳鸽、兔肉、黄羊肉、猪肉、猪脑、猪腰、羊肚、动物心脏等。

◎水产品类：鲫鱼、带鱼、鲳鱼、黄花鱼、鲈鱼、鲤鱼、泥鳅、青鱼、章鱼、鲢鱼、黄鳝、鳜鱼、黑鱼、墨鱼、海参、虾类等。

◎其他：栗子、榛子、红枣、莲子、百合、菱角、蛋类、各种蘑菇等。

忌食食材

气虚质人主要忌食一些理气、破气的食品，如佛手柑、槟榔、胡椒、荜拨、大蒜、苤蓝、萝卜、萝卜缨、香菜、芜菁、紫苏叶、薄荷、荞麦、柚子、柑橘、金橘、金橘饼、橙子、荸荠、芥菜、薤白、甜菜、砂仁、菊花、茶叶及烟酒等。

气虚型体质者宜食食材一览表

食材	性味归经	功效	主治	备注
土豆	味甘，性平；归胃、大肠经	补气健脾	适用于脾虚体弱导致的食欲不振、消化不良	发芽的土豆芽与皮有毒，不宜食用
甘薯	味甘，性平；归脾胃经	补脾胃、益气、宽肠	适用于脾胃虚弱导致的消瘦、神疲乏力、纳少、泄泻	不可过量食用，否则易引起反酸烧心、胃肠道胀气
香菇	味甘，性平；归脾、胃、肝经	益胃气、托痘疹	适用于脾胃虚弱导致的食欲不振、倦怠乏力	属于发物，皮肤病、过敏性疾病患者忌食
栗子	味甘，性温；归脾胃、肾经	补脾健胃、补肾强筋、活血止血	适用于脾虚导致的食少、反胃、泄泻等症	气滞腹胀者不适合食用
籼米	味甘，性温；归肺、脾、心经	补脾胃、养五脏	适用于脾虚湿盛导致的腹泻	热证、湿热证、阴虚证忌食
糯米	味甘，性温；归脾胃、肺经	补中益气、活血、补肺敛汗	适用于脾虚腹泻、慢性胃炎、消化性溃疡	食积证、气滞证、湿证、脾虚胃弱及消化不良者忌食
豇豆	味甘，性平；归脾、肾经	健脾补肾	适用于脾胃虚弱导致的腹泻、呕吐	气滞证和便秘者不宜食用
鸡肉	味甘，性温；归脾、胃经	益气健脾、补精添髓	适用于脾胃虚弱导致的疲乏、纳食不香、慢性泄泻	实证、热证、疮疡和痘疹后需注意谨慎食用
兔肉	味甘，性凉；归肝、大肠经	益气、健脾、凉血、解毒	适用于脾虚导致的食少、血热便血、胃热呕吐反胃、肠燥便秘	虚寒、泄泻者小心食用
牛肉	味甘，性平；归脾、胃经	补益脾胃、益气血	适用于食少便稀、慢性泄泻	消化力弱的人不宜多食

黄芪陈皮鸡汤

材料 公鸡肉800克，黄芪50克，高良姜、陈皮各10克，生姜、枸杞子各适量。

调料 料酒、胡椒粉、盐各适量。

做法 ❶ 把公鸡洗净，切块，放到沸水中，余烫一下，捞出，冲洗干净，备用。

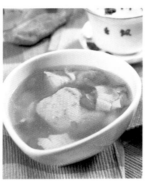

❷ 把黄芪、高良姜、陈皮用洁净的纱布包好，在清水中浸泡1小时。

❸ 把装有黄芪、高良姜、陈皮的药包放在锅中，然后把鸡块放进锅中，再放入料酒、枸杞子、生姜和足量的清水，用小火炖煮1小时后取出药包，用胡椒粉、盐调味即可。

功效

　　黄芪为补气药中作用比较强的一味药，有补脾肺之气的功效；鸡肉有温中补脾、益气养血、补肾益精的作用，公鸡的作用更佳；陈皮有消食之功；高良姜、生姜和胡椒都有暖胃的作用。以上食材搭配起来使这道汤有比较好的补脾暖胃的功效，对于久病体虚、身体虚弱、形体消瘦、腹胀、纳呆的病人比较适合。

草果陈皮青鱼汤

材料 青鱼1条，圆白菜半棵，草果、陈皮各5克，党参15克，葱、生姜各适量。

调料 盐、胡椒粉各适量。

做法 ❶ 把青鱼剖开，去掉鳞、鳃、内脏后清洗干净，切成块，用油煎到金黄色，盛出备用。

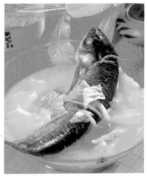

❷ 把草果、圆白菜、陈皮、党参分别洗净，圆白菜切块；葱、生姜洗净，葱切段，姜切片，备用。

❸ 把所有处理好的材料一起放入锅内，注入一定量的清水，大火煮沸后改用小火慢煲，1小时后，用盐、胡椒粉调味即可。

功效

　　青鱼肉有益气补虚、健脾养胃的功效；党参有健脾益气的功效；陈皮具有健脾的作用，此外，陈皮带有一种特殊的苦味，其苦味物质来源于柠檬苦素和其他类似化合物，它们易溶于水，有促进消化的作用；草果归脾、胃经，具有健胃消食的作用。这道汤有比较好的健胃消食的作用，可用于脾胃虚弱导致的形体消瘦、消化不良、纳呆、腹胀等。

气虚型体质者适用的保健运动

肾为元气之根，故气虚质人宜常做养肾功。

屈肘上举

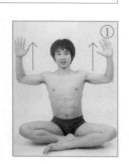

身体端坐，双腿自然分开，双手屈肘侧举，手指伸直向上。然后双手上举，以两胁部感觉到有所牵动为度，随即复原。此动作对气短、吸气困难者有较好的缓解作用（图①）。

抛空

身体端坐，左臂自然屈肘，放在腿上，右臂屈肘，手掌向上，做抛物动作3～5次。然后，换左手做，与右手动作相同，但方向相反。

摩腰

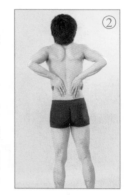

双腿微开，宽衣，把腰带松开，双手相搓，以略觉发热为度。再将双手放在腰间，上下搓摩腰部，直到腰部感觉发热为止。这个动作可以起到疏通经络、温肾壮腰的作用（图②）。

荡腿

身体端坐，双脚自然下垂，先慢慢左右转动身体3次。然后，双脚悬空，前后摆动10次。此动作具有益肾强腰的功效。

 来自老中医的养生小知识

多泡脚好处多

睡前1小时泡脚可以补肾气。浸泡时间为15～30分钟，水中可酌情加入红花、生姜、艾叶、夏枯草、花椒、盐、醋等。其中红花、生姜、艾叶、夏枯草、花椒需要事先用水煮5分钟。红花适用于心脑血管疾病、血液循环不良所致的肢体麻木以及女性闭经或痛经等；生姜适用于风湿、类风湿、脚凉、风寒感冒等；艾叶适用于气管炎、支气管炎、哮喘、肺气肿等；夏枯草适用于高血压头痛、眩晕等；花椒适用于出脚汗、脚臭、脚气、湿疹等；盐适用于高血压、腿脚肿胀等；醋适用于骨质增生、脚气等。

阳虚型体质者的补养方案

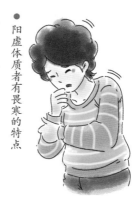

◎ **阳气不足**：既然叫做阳虚质，这种体质的人普遍阳气不足。主要表现为特别怕冷，即使是再热的暑天，也不能在空调房间里多待，并且一年四季四肢冰凉，像掉进了冰窖中一般。

◎ **完谷不化**：阳虚质的人还容易出现完谷不化的症状，这指的是大便中夹杂有没有消化的食物。我们可以把食物的消化比作要把生米煮成熟饭，胃可以比作是煮饭的锅子，而阳气可以比作是煮饭用的火。没有"火"的加热，米就无法煮成"饭"。所以当体内阳气不足时，进入胃中的食物就没有办法得到很好的"腐熟"（消化），因而会直接从肠道排出。

◎ **喜热饮，多性格内向**：阳虚质的人还喜欢吃热的东西，这是由于需要依靠外界的东西来补养身上的阳气。精神上多萎靡不振，因为这是阳气不能濡养精气所致。在形体上，阳虚质的人肌肉多松软不结实。性格方面，这类人偏沉静内向。

◎ **舌淡而胖、有齿痕**：阳虚质的人舌淡而胖，或有齿痕体征，这是因为人体内水分的消耗与代谢，依赖于阳气的蒸腾作用。如果阳气偏少，对水液蒸腾温化作用不足，多余的水分蓄积在体内，会导致舌体胖大。胖大的舌体受到牙齿的挤压就会出现齿痕。

阳虚型体质者的分布情况

东北地区多见，可能与东北寒燥的气候有关；女性明显多于男性；长期偏嗜寒凉食物的人也会形成这种体质。

阳虚型体质者的日常补养原则

阳虚质的人应以补阳温阳为主要原则，以帮助体内阳气的恢复。但是补阳不能太过，太过了也会出现咽喉肿痛、口干舌燥的症状。

 ## 阳虚型体质者适用的食补法

食补原则

◎ **多吃发物：** 阳虚质的人平时可多吃容易"发"的食物，因为这些食物能够起到甘温益气的效果。

◎ **吃劲补的肉后要适当吃凉性食物：** 一些肉性烈、刚燥，虽然能够补充阳气，但是如果吃太多，也会把虚火补出来。所以食用劲补的肉类后，可以配一点凉茶、小米粥或者冰糖炖银耳来缓解其刚燥之性。

◎ **阳虚者可吃温热性食物：** 阳虚者秋冬季经常喝一些山药、板栗、红枣、糯米之类的粥，不仅暖身暖胃，还能补阳气。

◎ **阳虚者少吃寒凉食物：** 阳虚质的人平时应少吃寒凉性的食物，因为这些食物会消耗人体的阳气，使阳气更加不足。

◎ **注意烹饪方法：** 蔬菜类尽量不要凉拌或生吃，最好先在开水中氽烫一下或者蒸、炖、煮。如果到夏天时想吃苦瓜，就想办法去掉它的寒气。如把苦瓜和新鲜猪瘦肉一起煲烂后，既有肉香又略带清苦，并且还不伤阳气。如果吃凉拌苦瓜，可以先在开水中氽烫一下，再多加一些姜丝或蒜汁，以缓解苦瓜的寒凉之性。

宜食食材

◎ **肉类：** 牛肉、羊肉，尤其是羊肉，不但性温、柔和，而且还能补阳、补气又补血。

◎ **水产类：** 虾、黄鳝、海参、鲍鱼。

◎ **调味类：** 有麦芽糖、红茶、生姜、花椒、茴香、桂皮等。冬季用花椒、茴香、生姜、桂皮等炖肉较好。

◎ **水果类：** 红枣、栗子、桃、杏、樱桃、石榴、桂圆、荔枝、菠萝等。

◎ **其他：** 能够温肾阳的核桃。

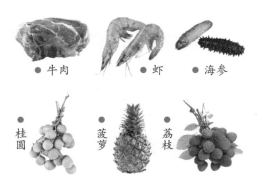

● 牛肉　　● 虾　　● 海参

● 桂圆　　● 菠萝　　● 荔枝

忌食食材

◎ **肉类：** 猪肉、鸭肉等。

◎ **蔬菜类：** 黄瓜、苦瓜、芹菜、冬瓜、茄子、空心菜、菠菜、荸荠、茭白等。

◎ **水果类：** 西瓜、梨、香蕉等。

◎ **坚果类：** 松子、花生等。

◎ **藻类：** 海藻、海带等。

◎ **谷类：** 粳米、荞麦等。

◎ **其他：** 豆腐、蜂蜜、绿茶、冰品等。

补益食疗方

当归生姜羊肉汤

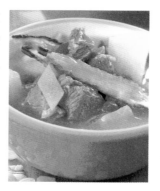

材料 羊肉300克，当归30克，生姜50克，枸杞子适量。

调料 盐适量。

做法 ❶羊肉洗净，切小块；当归、生姜分别用清水洗净，生姜切片。

❷将生姜略炒片刻。

❸在锅中放入适量清水，待水开之后把羊肉块放入沸水中氽烫，去除血水，再把羊肉捞出来，沥干水分。

❹接着把羊肉块倒进砂锅里，再加入当归、枸杞子、生姜，倒入清水，清水是肉的2～3倍。接下来用火煮，先用大火煮开，再换小火煮2～3个小时，煮好之后加入适量的盐即可。

功效

当归性温，有活血、养血、补血的功效，是常用的补血药；生姜能温中散寒，发汗解表；羊肉性质温热，能温中补虚。此汤有显著的温阳活血的作用，适合阳虚体质者。但是患有皮肤病者、过敏性哮喘者以及肿瘤患者不宜服用。

阳虚型体质者适用的艾灸补养法

穴位 神阙、中脘。

定位取穴 神阙即肚脐，又名脐中，是人体任脉上的要穴，它位于脐窝正中。中脘位于腹部，从胸骨顺着正中线往下摸，开始凹陷处是胸剑结合部，此处和肚脐的距离是8寸，它们之间的中点就是中脘穴。

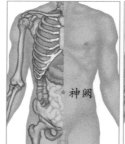
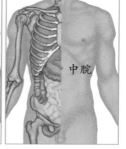

艾灸方法 ◎ 温灸中脘：三伏天或者三九天，尤其是在阴历月末的晦日（阴历每月的最后一天，即大月的三十日、小月的二十九日），即外界最热或最冷的时候，用艾条温灸中脘。每次灸到皮肤发红、发热，但是又能够忍受比较好。使用热敷或者频谱仪照射也可以。为防止烫伤，最好将不拿艾条的一只手的食指、中指放在穴位两侧，用来感受温度。

◎女性隔盐灸神阙：准备生姜一片，大小厚薄如一元硬币。再备少许盐和艾绒，艾绒要柔和纯净，不可有杂质，否则烟大又易烫伤。

先把生姜片用针扎数十个针孔，用盐把肚脐填满，上放生姜片。将艾绒捏成花生米大小的圆锥形艾炷，轻轻放在生姜片上。点燃艾炷后让其慢慢燃烧，烧完一炷再放一炷，一直灸到肚脐里的盐又黄又湿为止。

患者应该感到犹如热水缓缓在腹中漫流，同时配合热水泡脚，泡至膝关节下，直至皮肤发红。但要注意温度的控制，防止被烫伤。

补养功效 能够改善阳虚引起的痛经、夜尿及水肿。

阳虚型体质者适用的按摩补养法

穴位 气海。

定位取穴 在下腹部，前正中线上，在肚脐下1.5寸。

按摩方法 用拇指或中指的指端揉气海，力量适中，每天揉1次，每次1~3分钟。

补养功效 气海穴有调整全身阳虚状态的作用。

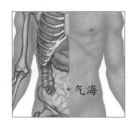

气海

来自老中医的养生小知识

手脚冰凉者的日常调养小窍门

◎ **每天泡脚**：在脚盆中加入40℃左右的热水，水要漫过脚踝。浸泡20分钟左右，会感觉到全身发热，说明血液循环畅通了。

◎ **有氧运动**：跳绳、慢跑、打太极拳等，可促进全身血液循环。

◎ **穿纯棉袜子**：纯棉袜子柔软舒适，并且还可以吸收脚汗，使双脚天天都能保持干爽舒适。

◎ **按摩手脚心**：经常揉搓手脚心，可以改善末端血管的微循环，并且具有温暖手脚的效果。

阴虚型体质者的补养方案

◎ **形体消瘦**：阴虚质人的阴液偏少，人体的肌肉因得不到阴液的滋养，使肌肉发育不利，而出现形体消瘦。

◎ **五心烦热**：五心是指双手心、双脚心再加上心脏这五心。五心出现烦热就是说手脚心发热同时伴有心烦。这是由于人体内的阴气不足，不能制约阳气，阳气偏亢而使虚热内生所致。

◎ **口燥咽干，鼻腔偏干**：当人体阴液不足时，津液就不能滋润咽喉和口腔，相应地就会出现口燥咽干、鼻腔偏干的症状。

◎ **声音嘶哑**：这是咽喉干燥的严重情况，使咽喉的功能严重受损，以致出现声音嘶哑甚至不能说话的症状。

◎ **面部烘热**：阴虚质人的体内会产生虚热。虚热产生以后，因为热有向上走的趋势，会到达头面部，因此面部会出现烘热之感。但是这种发热是突然发热，又会突然停止。这是由于虚热通过头面部散发出去以后，会因暂时得到缓解而恢复正常。

◎ **大便干结**：阴虚质人的阴液偏少，津液不能滋润大肠。大肠内的燥屎缺少津液滋润就会出现大便干，难于下结的症状。

◎ **性格外向好动**：性情急躁，外向、活泼好动，舌质偏红，苔少。

◎ **舌红少津，脉细数**：舌失去阴液的濡养，会出现少津的舌象。阴虚生内热，表现在舌象上就是红舌，表现在脉象上就是脉细数。

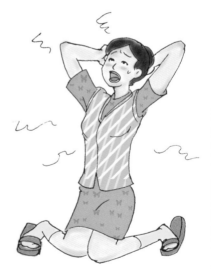

● 阴虚型体质者性格急躁，容易心烦

阴虚型体质者的分布情况

在多风、干燥、强紫外线辐射的西部地区，多阴虚质人。另外，阴虚质多见于年轻人，这与他们喜欢吃煎、炸、烧烤之类的食物，或者嗜好烟酒、生活压力大有关。

阴虚型体质者的日常补养原则

◎滋养肝肾：阴虚体质者关键在补阴。人体五脏之中，肝藏血，肾藏精，同居下焦，对于人体阴液的恢复与维持有着重要的作用。所以，以滋养肝肾二脏为要。

◎补阴清热：阴虚容易产生内热，所以要在补阴的同时注意清热，恢复人体阴阳的平衡。

阴虚型体质者适用的食补法

宜食食材

◎肉类：猪肉、鸭肉、猪皮、兔肉。

◎蔬菜类：冬瓜、白菜、西红柿。

◎谷类：绿豆、糯米、小麦、粳米。

◎水产类：乌贼、海参、螃蟹、牡蛎、蛤蜊、海蜇。

● 蛤蜊

◎水果类：甘蔗、桃、葡萄、梨。

◎其他：豆腐、银耳、牛奶、黑木耳。

忌食食材

◎肉类：羊肉。

◎蔬菜类：韭菜、辣椒、生姜、葱。

◎调料类：胡椒、肉桂。

◎水果类：桂圆、荔枝。

◎其他：熏、炸、爆、烤的食物。

补益食疗方

沙参滋阴茶

[材料] 麦冬、沙参各10克。

[调料] 冰糖适量。

[做法] 把麦冬、沙参放入锅中，加入适量清水，用大火烧开。再转小火煮20分钟，加入冰糖即可。

功效

沙参有滋肺胃之阴的功效，麦冬有比较好的养心、肺、胃阴的功效，再配上养阴清热的冰糖，使这道茶有比较好的养阴功效。

血瘀型体质者的补养方案

◎ **瘦人居多**：血瘀体质的人，面色偏暗，容易出现瘀斑和疼痛。唇色暗淡或者发紫。舌头暗有点、片状瘀斑，舌头下静脉曲张，脉象则细涩。

◎ **性情急躁**：容易烦躁、健忘，性情急躁。

◎ **女性特征**：女性常常痛经、闭经或者经血中有比较多凝结的黑色血块。

血瘀型体质者的分布情况

生活在南方的人、脑力工作者，女性多见。

血瘀型体质者的日常补养原则

◎ **勿过于安逸**：血瘀型体质者作息时间应该有规律，保持足够的睡眠，坚持早睡早起，勤于锻炼，不可过于安逸，以免造成气机郁滞，而致血行不畅。

◎ **运动促血行**：血瘀型体质人可进行一些有助于促进气血运行的运动项目，如各种舞蹈、步行健身法、徒手健身操等。血瘀质的人在运动时如果出现胸闷、呼吸困难、脉搏显著加快等不适症状，应停止运动，去医院做检查。

血瘀型体质者适用的食补法

宜食食材

◎ **蔬菜类**：白萝卜、油菜、韭菜、大蒜、生姜、洋葱。

◎ **调料类**：米醋。

◎ **谷类**：黑豆。

◎ **水果类**：甜橙、山楂、柠檬、柚子。

◎其他：丁香、桃仁、银杏、黑木耳、黄酒、玫瑰花茶、无花果。

忌食食材

◎肉类：肥肉。

◎调料类：过多的盐、味精。

◎五谷类：蚕豆、栗子。

◎水产类：乌贼、鳗鱼、蟹黄、鱼籽。

◎其他：甘薯、奶油、巧克力。

补益食疗方

红花鸡汤

材料 当归15克，红花3克，母鸡肉800克，甜橙1个，无花果2个。

调料 盐适量。

做法 ❶把母鸡洗干净，切块，放到热水中汆一下后捞出备用。

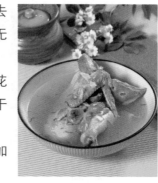

❷把甜橙去皮切半，无花果切开；当归、红花分别清洗干净备用。

❸在锅内加适量清水，把所有材料放入锅内，用大火烧开，再改成小火慢煮2小时，最后加入盐调味，搅拌均匀即可。

功效

鸡肉可补虚，吃鸡可滋补强健；红花有比较好的活血通经、祛淤止痛的作用；当归可补血活血。此汤疏肝养心、活血通脉、祛斑养颜。对于女性的月经不调、黄褐斑等，有良好的改善作用。

血瘀型体质者适用的中药方剂

血液运行不畅者，经常伴有气滞。因为血液运行的通道之中也有气的运行。血瘀体质的人宜用行气、活血药疏通气血，达到"以通为补"的目的。

中草药

血瘀容易引起气滞，可用木香、陈皮、砂仁、槟榔、豆蔻、厚朴、大腹皮、大黄、神曲、山楂、谷麦芽、红花等调解。

中成药

有名的理气、活血化瘀的方剂有柴胡疏肝散、血府逐瘀汤。血瘀质的人应根据气滞血瘀部位不同灵活选用。

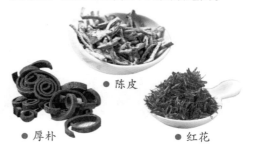

●陈皮

●厚朴

●红花

痰湿型体质者的补养方案

鉴别痰湿型体质的要点

◎ **多见"富贵病"**：心宽体胖是这类人最大特点。痰湿体质的人，体形肥胖，腹部肥满而松软。痰湿体质是由于水液内停而痰湿凝聚，以黏滞重浊导致气机不利，脾胃升降失调所致。所以，这种体质的人大多体形肥胖，尤其是腹部肥满松软。

◎ **易出汗，面垢多**：面部皮肤油脂较多，多汗且黏，胸闷，痰多。面色淡黄而暗，眼胞微浮，容易困倦，平素舌体胖大，舌苔白腻。

◎ **四肢易酸困沉重**：眼皮微肿，脸上皮肤油脂较多，容易出汗，常感到胸闷，痰多，动辄就会觉得四肢酸困沉重。

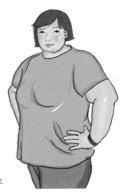

◎ **二便异常**：平时比较爱吃甜食和肥腻食物，故大便正常或者略稀烂，小便量不多或者颜色稍微有些浑浊。

◎ **性格比较温和**：痰湿型体质者性格偏温和、稳重，多善于忍耐。

● 痰湿型体质者多体型肥胖

痰湿型体质者的分布情况

痰湿质人多是生活安逸的中老年人，男性居多。他们不爱运动，爱睡觉。

痰湿型体质者的日常补养原则

痰湿的产生，与肺的通调水道、脾的运化水湿、肾主水的关系最为密切，故调补肺、脾、肾三脏，使水液的运行正常，痰湿的产生就会减少。

痰湿型体质者适用的食补法

宜食食材

◎蔬菜类：冬瓜、白萝卜、圆白菜、大蒜、葱、生姜、洋葱。

◎谷类：玉米、粳米、小米、豇豆。

◎水果类：金橘、荔枝、柠檬、樱桃。

◎肉类：牛肉、羊肉、鸡肉。

忌食食材

◎肉类：鸭肉、蚌肉、牡蛎肉、肥肉。

◎水果类：石榴、李子、柿子、柚子。

◎水产类：田螺、螺蛳。

◎调料类：过多的盐、糖、味精。

◎其他：甜、黏、油腻的食物，酒类。

补益食疗方

橘皮粳米粥

材料 橘皮15～20克（鲜品30克），粳米50克。

调料 盐或白糖适量。

做法 ❶先把橘皮切成丝，加适量水放到锅中煎取药汁。

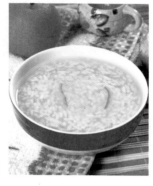

❷把粳米淘洗干净，和橘皮汁一同放到锅中同煮成粥，加盐或白糖调味即可。

❸或者把橘皮晒干，研为细末，每次用3～5克放入已煮沸的稀粥中，再一同煮为粥。

功 效

这款粥可顺气健胃、化痰止咳。

痰湿型体质者适用的中药方剂

痰湿的产生与肺、脾、肾三脏关系最密切，所以重点在于调补这三脏。若因肺失宣降，津失输布，液聚生痰者，应当宣肺化痰，用方为二陈汤；若因脾不健运，湿聚成痰者，应当健脾化痰，用方为六居子汤；若因肾虚不能制水，水泛为痰者，应当温阳化痰，用方为金匮肾气丸。

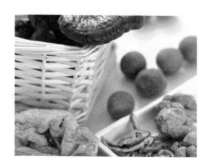

湿热型体质者的补养方案

鉴别湿热型体质的要点

◎ **湿热内蕴的体质特征**：形体偏胖或偏瘦；平素面部和鼻尖总是油光发亮，同时脸上容易生粉刺，皮肤容易瘙痒，有口臭或嘴里有异味，还常常感到口苦。

◎ **排泄物异常**：湿热质的人，大便黏滞不爽，小便有发热感，尿色发黄，女性常带下色黄，男性阴囊总是潮湿多汗。

◎ **多有饮酒史**：长期饮酒或喜欢吃甜食和肥腻之品。

湿热型体质者的分布情况

南部和东部地区的人群；喜欢吃煎炸、烧烤等食物或嗜好烟酒的年轻人。

湿热型体质者的日常补养原则

保持良好的脾胃功能，避免水湿内停或湿从外入是关键。

湿热型体质者适用的食补法

湿热体质人可多吃些益气养阴的食品，如胡萝卜、豆腐、莲藕、荸荠、百合、银耳、蘑菇、鸭蛋等。有条件的可以进食一些人工饲养的甲鱼。另外，具有清理胃肠湿热功效的低脂肪、高纤维、高矿物质的食物，比如新鲜的荠菜、韭菜、芹菜、菠菜、香椿等都是很好的选择。绿豆芽、黄豆芽、黑豆芽、蚕豆芽、豌豆芽等豆类食品对疏通肝气、健脾胃有较大的益处。可以熬一些胡萝卜粥、山药粥、菊花粥、枸杞子粥、西红柿鸡蛋汤食用，对湿热体质的人也大有裨益。

气郁型体质者的补养方案

气郁顾名思义就是长期气机郁滞而形成的性格内向不稳定，忧郁脆弱，敏感多疑的状态。一般来说除了先天遗传的原因，长期压力过大、思虑过度是造成这种体质的普遍原因。

突发的精神刺激，比如亲人去世、受到惊吓等也会诱发形成这样的体质，而且往往在受到刺激之后记忆力会明显减退，变得健忘。

长期气郁会导致气血运行受阻，严重影响身体健康。因此要重视日常的调理与改善。

下面我们就来了解一下气郁型体质者的症状表现，以便帮助早发现，早改善。

◎**性格内向、情绪低沉**：气郁型体质是由于长期情志不畅、气机郁滞而形成的。以性格内向、情绪低沉、容易紧张、焦虑不安、多愁善感、感情脆弱、敏感多疑为主要表现。

◎**体瘦**：气郁型体质者以形体瘦为多。

◎**胸闷**：常感到乳房及两胁部胀痛，有胸闷的感觉。

◎**叹气**：经常会无缘无故地唉声叹气。

◎**健忘、容易失眠**：气机郁滞会引起健忘失眠等现象。

◎**食欲不佳**：嗳气呃逆，或咽间有异物感，食欲减退，伴有痰多的症状，大便多干燥，小便正常。

● 失眠是气郁型体质者的一个典型特征

◎**容易受到惊吓**：胆小，遇到事情容易害怕、惊悸。

◎**舌苔特点**：舌淡红、苔薄白。

气郁型体质者的分布情况

这种体质的人目前呈越来越多的趋势，多与生活节奏快、压力大、情感受到压抑、情志不畅有关。该体质的人多是年轻人，而且女性明显多于男性。

 ## 气郁型体质者的日常补养原则

气郁在先、郁滞为本，故疏通气机为气郁体质者的进补原则。

 ## 气郁型体质者适用的食补法

气郁型体质者在饮食上应该多吃一些具有行气、解郁、消食、醒神作用的食物。由于这类体质者容易失眠，睡前一定避免饮用具有提神醒脑作用的饮料。

宜食食材

◎**水产类**：营养丰富的鱼。

◎**蔬菜类**：黄花菜、丝瓜、韭菜、茴香菜、大蒜、葱。

◎**水果类**：橙子、柑橘。

◎**其他**：乳类、豆制品、佛手、荞麦、高粱皮、火腿、小麦、山楂、陈皮。

忌食食材

◎**水果类**：乌梅、石榴、青梅、杨梅、酸枣、柠檬。

◎**其他**：辣椒、姜、咖啡、浓茶、冰冻食品。

补益食疗方

菊花鸡肝汤

材料 银耳15克，菊花10克，茉莉花24朵，鸡肝100克。

调料 料酒、姜汁、盐各适量。

做法 ❶把银耳洗净，撕成小片，用清水浸泡至软；菊花、茉莉花用温水洗净；鸡肝洗净切薄片，备用。

❷把水烧沸，放入料酒、姜汁、盐，再下入银耳片及鸡肝片，用大火烧沸。待鸡肝片熟后，再加入菊花、茉莉花，稍煮片刻即可。

功效

菊花有清肝的功效；茉莉花有比较好的理气解郁的功效；银耳有益气安神的功效；鸡肝可以补肝补肾。四者搭配使这道药膳具有一定的疏肝作用，对于气郁体质者是一个不错的选择。

特禀型体质者的补养方案

鉴别特禀型体质的要点

特禀型体质者就是一类体质特殊的人群。如过敏体质的人容易对某些药物、食物过敏。

特禀型体质者的分布情况

特禀质人多是遗传所致。凡是遗传性疾病者多与亲代有相同疾病，或缺陷者多见。

特禀型体质者适用的食补法

食补原则

这类人在饮食上宜清淡、均衡，粗细搭配适当，荤素配伍合理，多食益气固表的食物。

宜食食材

◎蔬菜及菌类：冬瓜、黄瓜、丝瓜、白菜、油菜、西红柿、茄子、香菇、金针菇、莲藕。

◎水果类：西瓜、柿子、樱桃、葡萄。

忌食食材

◎易致过敏加重湿疹的食物：鱼、虾、蟹、牛肉、鸡肉、羊肉。

◎能引起瘙痒或耗阴助阳的食物：浓茶、咖啡、烟、生姜、葱、蒜、花椒。

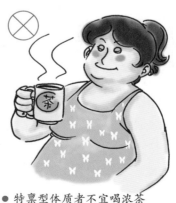

● 特禀型体质者不宜喝浓茶

第四章

针对不同人群的个性化补养方案

不同的年龄段、不同的职业特点会导致生理特点的差异，易患的疾病也不同。因此，补养原则及具体操作方法也会有所不同。这一章，我们将对不同群体的补养方法作出详细的介绍。

儿童的健康成长补养方案

了 解 儿 童 的 体 质

◎ **儿童各阶段的划分**：儿童阶段按照先后可划分为新生儿期、婴儿期、幼儿期、学龄前期、学龄期五个时期。具体说来，新生儿期是指从出生后脐带结扎开始，至出生后28天；婴儿期是指出生后28天至1周岁这个阶段；幼儿期是指1～3周岁这个阶段；学龄前期是指3～6周岁这个阶段；学龄期是指6周岁到青春期来临。

◎ **儿童各阶段的机体特点**：新生儿期，身体生长迅速，患病时抵抗能力比较差；婴儿期，发育迅速，但抵抗能力仍较差，容易患病；幼儿期，断乳后，易患消化性、传染性疾病；学龄前期，神经系统迅速发育，抗病能力逐渐增强；学龄期，体重增长加快，肺功能逐渐稳定，对传染性疾病的抵抗能力也渐渐增强。

◎ **儿童在生理上有两大特点**：一是五脏六腑的功能还不够完全，以肺、脾、肾三脏不足最为突出。对外界邪气的侵袭、药物的抵抗和耐受能力都较低。二是在形态结构和生理功能方面，儿童都在不断地、迅速地发育成长。比如儿童的体重、身长、胸围、头围、牙齿等方面随着年龄的增加而增长。同时，儿童的语言、思维、动作能力等也随着年龄的增加而提高。

儿童常见病症与不适

儿童肺、脾、肾三脏的功能常不足。肺功能不足易出现感冒、咳嗽、哮喘等病症；脾功能不足会出现呕吐、腹泻、厌食、消化不良，甚至疳积等病证；肾功能不足会出现发育迟缓、遗尿、水肿等病症。

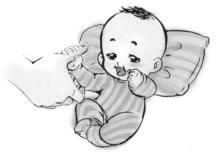

● 儿童的脏腑功能不全，抵抗力较弱，需要做好各种疾病的预防工作

儿童的食补法

食补原则

◎儿童能不补则不补：这是由于儿童正在生长发育阶段，虽然有些情况下，儿童会出现一些虚证，补益的方法对体质虚弱的儿童有增强机体功能、促进发育的作用。但是长期的补养也会对儿童不利，会导致消化不良、性早熟等问题。

◎儿童的补养多用清补：比如，用药补不要选用峻补的人参、鹿茸之类，应该选择一些平淡的红枣、茯苓、百合之类，并且用量要小。

补益食疗方

菠菜土豆肉末粥

材料 厚粥1碗，菠菜、土豆、猪肉各适量。

调料 高汤适量，盐少许。

做法 ❶菠菜洗干净，用开水焯一下，剁碎。

❷土豆蒸熟，去皮，压成泥，备用。

❸猪肉剁成肉末，蒸熟备用。

❹取厚粥1碗加入高汤，再加入准备好的菠菜泥、土豆泥、肉末。

❺用小火炖开，加入少许盐，煮12分钟即可。

功效

本粥富含热量与营养，且口味较为清淡。菠菜味甘、性凉，含较多维生素和矿物质；土豆含有维生素C较多，有通便润肠的作用。因菠菜富含草酸，会影响人体对钙、铁、锌的吸收，所以要先用开水焯一下。

金针菇糯米粥

材料 金针菇50克，糯米50克，葱末适量。

调料 盐适量。

做法 ❶金针菇洗干净，切去根部；糯米淘洗干净。

❷将金针菇放入开水锅中焯一下。

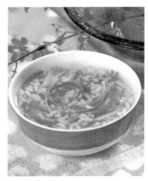

❸另起一锅，将糯米与适量清水放入锅内，煮粥，到粥将熟时放入葱末和盐，搅拌均匀，最后放入金针菇稍焖一会儿即可。

功效

此粥适合气血不足、营养不良的儿童食用，并且能提高儿童智力，促进儿童生长发育。

儿童反复感冒的三种疗法

一旦天气发生变化，儿童最容易感冒。这是因为儿童的生理特点是"稚阳未充，稚阴未长"，五脏六腑的功能还没有健全。其中脾常不足，气血的生化相对不足。再加上本身的肺常不足，会导致肺的机能低下。与之相关联的皮毛的抵御力量不足，容易遭外邪的侵袭。但是在平常情况下，有的孩子比较容易感冒，并且经常感冒，那就是病态了。这可能是由于家长的喂养不当，或者顾护不周，或者平时得病滥用药物，导致脾胃出现运化问题，日久脾气虚弱的缘故。而且病程缠绵难愈，正气耗损越严重，就越容易感受外邪。这样就形成了越弱越病，越病越弱的恶性循环。其实解决的方法并不复杂，那就是推脾土穴、运内八卦穴、按足三里穴。具体操作如下。

推脾土

脾土穴在大拇指末节罗纹面。用左手捏住儿童的手，右手指腹沿大拇指桡侧边缘向掌根方向直推即可。推脾土能够健脾胃，可用于改善儿童反复感冒。

运内八卦

儿童内八卦穴在手掌面，以掌心为圆心，以圆心到中指根横纹处距离的2/3为半径所作圆圈。沿内八卦顺时针方向揉按，即可起到祛痰止咳、宽胸理气的作用。但针对的只是反复感冒的"标"，不能治"本"。

按揉足三里

足三里在膝盖正下方3寸，再往外侧1寸的地方。用拇指或中指指腹按揉。针对的是反复感冒的"本"。

来自老中医的养生小知识

探秘儿童免疫力的来源

◎ **从母体及母乳获得的免疫力**：婴儿出生时，其体内就存在着从母体中获得的部分免疫力，这能使婴儿在出生后的6个月不易患病。此外，产妇的初乳中也含有某些抗体，因此进行母乳喂养的婴儿其抗体能力较强。

◎ **接种疫苗后产生的免疫抗体**：疫苗可以使人体的免疫系统功能增强，因此，它是增强儿童免疫力的很有效的方法。

◎ **患病后增强的免疫力**：对于那些没有疫苗预防的疾病，只能在人体感染后才能获得对它的免疫力。所以儿童在一次次的患病之后，其免疫力也在不断地增强。

改善儿童厌食的捏脊法

据报道，由于不良的饮食习惯及不佳的进食环境，现在城市中有60%的学龄前期儿童有不同程度的厌食。改善厌食主要是以健脾益气、益胃养阴、运脾和胃为原则。捏脊法是比较方便可行的一种改善方法。

操作方法

儿童暴露背部，取俯卧位。家长站于其身体一侧，用两手拇指与食指、中指三指腹相对用力（图①），捏起皮肤，从长强穴开始，两指用力提拿肌肤，双手交替捻动向前推行，至大椎穴停止（图②）。长强穴在人体尾骨最下端；大椎穴在第7颈椎棘突下。捏至最后1遍时，每捏3次增加一个较重的提拉动作，称作"捏三提一"法。也可以每捏5次增加一个较重的提拉动作，就是"捏五提一"法。一般每次可捏3～5次，每日或隔日1次，6次

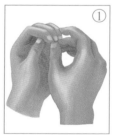

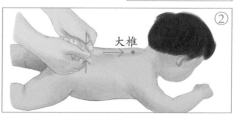

为一个疗程。

注意事项

◎ 捏脊过程中，家长要做到身体协调，腕部放松；动作连贯、节律稳定、一致、一气呵成。

◎ 注意操作顺序是先捏住皮肤，再提起，接着捻动，下一步才是推移，推移过后再捏住皮肤，进行下一个循环的操作，周而复始，直至结束。

◎ 捏脊法的着力部位在指腹，而不是指端。捏起时不要拧转肌肤，并注意捏的力量适度。

◎ 为缓解皮肤不适的感觉，可在每捏完一遍后，以拇指、食指、中指三指顺原路自上而下抹3～5遍。

◎ 操作之前，可在孩子皮肤表面涂上适量的介质，比如凡士林等。

错误动作的纠正方法

◎ **动作不连贯的纠正方法**：家长两手稍稍离开背部正中督脉一定距离，或者加大捏推的力量。

◎ **皮肤疼痛的纠正方法**：调整着力点和捏提的力量，或者操作前在皮肤表面涂上适量介质。

◎ **得气不强的纠正方法**：增加捏提的力量、提拉的次数和捏推的遍数。

禁忌

脊柱部位皮肤破损，或者患有疖肿、皮肤病者，不可用捏脊法。患者伴有高热或有出血倾向，要慎用。

中老年人的延年益寿补养方案

◎ **中老年人各阶段的划分**：世界卫生组织把44岁以下的人群叫做青年人，45～59岁的人群叫做中年人，60～74岁的人群叫做年轻的老年人，75岁以上的才叫做老年人。把90岁以上的人群叫做长寿老人。就我国各年龄阶段人群而言：45～59岁是老年前期，叫做中老年人；60～89岁为老年期，叫做老年人；90岁以上为长寿期，叫做长寿老人；而100岁以上叫做百岁老人。

◎ **中老年人的身体特点**：俗话说"人老先老腿"，人的衰老是由与腿关系密切的肝和肾开始的。进入中老年，人体的肝血和肾精逐渐减少，病理特点为肝肾亏虚，髓海不

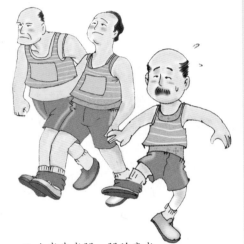

● 人老先老腿，腿的衰老又与肝肾功能的衰退有密切关系

足，气血衰弱，外邪及内生病理产物淤积，导致体质逐渐衰退，疾病多发。

中老年人常见病症与不适

中老年人常见以下病症：肝肾不足引起的肩关节炎、慢性腰腿痛、中老年性关节炎、老年性耳聋，髓海不足引起的脑萎缩、老年性痴呆，肺气不足引起的咳嗽、哮喘以及心脑血管疾病、糖尿病等。

中老年人的食补法

食补原则

◎ **重视补益肝肾**：中老年的肝肾会首先出现不足，肝血和肾精是维持生命活动旺盛的重要物质。所以，肝肾充盛的情况会腰强腿健，有虽老不衰的健康体魄。

◎ **重视补益气血**：老年人的脏腑机能低下，气血的化生不足。这时应及时补充气血，以免陷入脏腑机能低下与气血生化不足相互为因的恶性循环，会加速人的衰老过程。

◎ **保持阴阳平衡**：老年人进补十分常见，但是要注意阴阳的平衡。防止单纯的补阳或者补阴，出现补阳伤阴、养阴损阳的情况，反而得不偿失，增添新的病症。

补益食疗方

天麻鸭蛋

材料 天麻9克，鸭蛋2个，面粉100克。

调料 盐半袋。

做法 ❶把盐放入适量清水中搅成盐水，将鸭蛋放入盐水中腌制7天。

❷把天麻研成细末，备用。

❸取出鸭蛋，在顶端钻个小孔，倒出适量鸭蛋清，再灌入已研成细末的天麻，若鸭蛋不充盈，可将倒出的鸭蛋清重新装入。

❹然后面粉做饼，用面饼将鸭蛋上的小孔封闭，随即将鸭蛋完全包裹。

❺将包裹好的鸭蛋放在火炭灰中煨熟即可。

功效

这款食疗方有平肝熄风、清热养阴的功效。对于肝肾阴虚、虚阳上亢引起的高血压伴有头晕目眩症状，有比较好的食疗作用。

燕麦薏米白果粥

材料 燕麦、薏米各50克，白果10个，豆浆1500毫升。

做法 ❶把燕麦、薏米分别淘洗干净，用清水浸泡约1小时，备用。

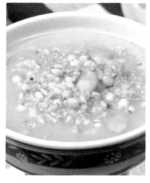

❷在锅内放入豆浆、燕麦和薏米，用大火煮开。

❸再改用小火煮，加入白果慢慢炖煮到粥稠、白果熟软即可。

注意 白果生吃会中毒，所以一定要煮熟后再食用。

功效

这道粥能健脾益气、养心安神、敛肺定喘，可用于脾肺气虚的咳喘无力、心神不敛的失眠、自汗、盗汗等，十分适合中老年人。

樱桃银耳甜粥

材料 新鲜樱桃30克，银耳50克，粳米10克。

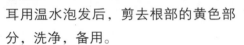

调料 糖桂花、冰糖各适量。

做法 ❶银耳用温水泡发后，剪去根部的黄色部分，洗净，备用。

❷把樱桃去梗，洗净，备用。

❸把粳米淘洗干净，放到锅中，加入清水适量，用大火煮沸。

❹粳米粥煮开后加入银耳和冰糖，再用小火炖到银耳软，加入樱桃、糖桂花后，小火焖20分钟即可。

功效

樱桃有补中益气、祛风胜湿、止泻涩精的功效，可用于老年人的肩关节炎、腰腿痛等。再配上凉性的有养阴生津作用的银耳来制约樱桃的温性，使这道粥长期服用不至于引起口干舌燥等上火症状。

养颜汤

材料 乌鸡1只，山楂、西洋参各10克，葱、生姜、蒜各适量。

调料 盐适量。

做法 ❶把西洋参洗净、切片；乌鸡宰杀后，去毛、内脏及爪；山楂洗净、切片；大蒜去皮，一切两半；生姜切片，葱切段。

❷把乌鸡放到锅内，加入西洋参、山楂、大蒜、姜片、葱段，再加入适量的清水。

❸把锅放到大火上烧沸，撇去浮沫，再用小火炖煮1小时，加盐调味即可。

功效

西洋参有比较好的益气滋阴的功效，乌鸡有补益气血、养颜的功效，使这道药膳可滋阴补血美容。长期食用，还能够延年益寿。

菊花桂圆三麦粥

材料 菊花（鲜）、桂圆干各5克，小麦20克，荞麦、燕麦、糯米各10克。

调料 冰糖适量。

做法 ❶糯米、小麦、荞麦、燕麦洗净，泡水2小时，备用。

❷将洗好的米、麦都放入锅中，加水煮至七成熟，再放入冰糖调味。

❸桂圆干捣碎，放进粥里，煮20分钟。

❹将鲜菊花泡洗干净，然后剥下花瓣撒在煮至熟软的粥上，继续用小火煮片刻即可。

功效

这款粥具有养心益肾、和血、健脾的功效，对于改善老年人常见的失眠、体虚、健忘、烦躁等症状都有益处，还很适合"三高"人士食用。

中老年人的按摩保健法

按摩方法

◎ **干洗脸**：双手掌心相搓，搓热后像洗脸一样反复摩擦脸部，先顺时针，后逆时针，直到脸部发热。

◎ **梳抓头**：双手五指分开放在头两侧，像梳头一样从前向后、从外向内梳抓头皮。

◎ **揉太阳**：双手拇指放在两侧太阳上，反复揉按，先沿顺时针方向，后沿逆时针方向。

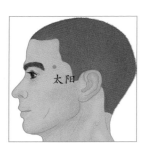

◎ **揉风池**：双手拇指放在风池处，其余四指自然分开放在头的两侧，反复揉按风池。

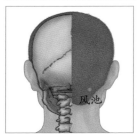

◎ **揉擦鼻根**：双手拇指或食指放在鼻根两侧上下反复地揉擦。

◎ **揉擦颈项**：双手掌心搓热后，放在颈后部来回揉擦，直到颈项部皮肤发热为止。

◎ **捏拿肩**：一手放在对侧的肩部，拇指在前，其余四指在后，反复地揉捏、提拿肩部肌肉。两侧交替进行。

◎ **揉捏臂**：一手放在对侧臂上，上下反复揉捏，先内侧后外侧，两侧交替进行。

◎ **按揉腹部**：双手重叠放在腹部，反复揉按，范围从小到大，先顺时针，后逆时针。

◎ **捶打腰**：双手分别放在同侧腰部，从上而下反复搓揉。然后，变掌为拳，反复捶打腰部。

◎ **捏小腿**：一侧小腿放在对侧大腿上，双手拇指向内，其余四指向外，放在小腿上，上下反复用力揉捏，两侧交替进行。

◎ **摇动踝关节**：一侧小腿放在对侧大腿上，一手放在跟腱上，反复地揉捏；另一手抓住足前部，先顺时针，后逆时针转动踝关节。双侧交替进行。

◎ **揉捏足**：一侧小腿放在对侧大腿上，一手托住足跟，另一手反复揉捏足底，双侧交替进行。

注意事项

以上动作可以做全套，也可以选几个动作做。

一般早晨起床按摩头面部，晚上休息前按摩全身比较适宜。

补养功效

这套按摩手法可促进血液循环，改善消化功能，强壮筋骨，提高抗病能力。

女性特别时期的补养方案

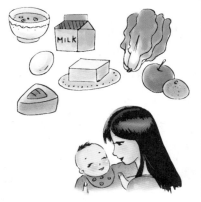

女性一生要经历新生儿期、儿童期、青春期、性成熟期、更年期和老年期六个阶段，并且在生理上有月经、怀孕、生产、哺乳四个特殊时期。这其中疾病多发期是孕产期和更年期。

◎**孕产期女性的生理特点：** 在280天的整个孕期内，胎儿的生长会使母体的血容量增加，乳房和子宫都开始增大，对营养的摄取量也会大大增加。产后，由于生产过程中的大量失血，元气大虚。再加之需要哺乳婴儿，所以气血虚弱。

● 孕产期的女性对营养的需求会大大增加，因此，饮食安排一定要丰富而且全面

◎**更年期女性的生理特点：** 女性的更年期是指从月经完全停止前数月到绝经后若干年的一段时间，一般从45岁开始到55岁左右。这个时期的女性主要是以肾的亏虚为主要表现，进而会进入五脏虚衰的老年阶段。

女性孕产期及更年期常见病症与不适

◎**孕产期女性易患病症：** 女性怀孕期间，如果气血及五脏亏虚，会出现胎儿发育不利的状况，严重者会出现先兆流产、习惯性流产、早产、胎死腹中的危险。产后的女性，身体多数比较虚，会出现产后出血不止、恶露不尽、乳汁不下、水肿等症状。

◎**更年期女性易患病症：** 更年期女性以肾气亏虚为主，会出现潮热、心悸、烦躁易怒等症状。

孕产期及更年期女性的食补法

食补原则

◎ **孕期女性宜清淡平补**：孕期女性虽然容易体虚，但是不宜用大补之品，因为过寒过热都会对胎儿不利，甚至有导致流产的危险。

◎ **产后女性宜清淡且易消化**：产后女性多虚，脾胃的消化机能也比较低下，如果食用过多的或者不易消化的补品反而会加重脾胃的负担，造成越补病越多。

◎ **更年期女性以补肾为主，综合调整**：更年期女性虽然以肾虚为主，但这是人体五脏六腑的整体衰退，所以要照顾到其他脏腑，以免顾此失彼。

补益食疗方

阿胶鸡蛋粥

材料 鸡蛋2个，阿胶30克，糯米50克。

调料 盐、熟猪油、黄酒各适量。

做法 ❶把鸡蛋打入碗内，搅散；糯米淘洗干净，用清水浸泡1小时；阿胶用黄酒浸泡24小时，使其充分发开。

❷在锅内加清水适量，用大火烧开后加入糯米，再次煮开，改用小火煮至将熟。

❸放入阿胶，淋入鸡蛋，待两三分钟后，再加入猪油、盐搅匀即可。

功效

阿胶有很好的滋阴补血的功效。鸡蛋味甘、性平，有养血、滋阴、安胎的功效。糯米有健脾益气的功效。三物合用，具有良好的补气养血安胎的功效。

花生猪蹄小米粥

材料 猪蹄2个，花生米150克，小米50克，香菇15克。

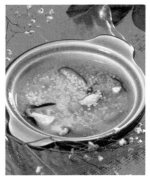

做法 ❶把猪蹄洗净、去毛后，放到锅中，加适量清水，用大火煮到稀烂，去蹄取汁。

❷把花生米去杂，洗净；小米淘洗干净；香菇洗净，备用。

❸把锅放到火上，放入适量清水，再放入小米、花生米和猪蹄汁。先用大火煮开，再用小火煮到粥成，放入香菇稍煮5分钟即成。

功效

猪蹄、花生都是补血通乳的常用之品；小米有健脾和胃、补益虚损的功效。这道粥可助养血，且能改善产后缺乳。

鲢鱼小米粥

材料 鲢鱼1条，丝瓜仁10克，小米100克。

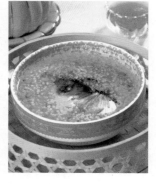

做法 ❶ 把小米淘洗干净，与适量清水一同放到锅中，用大火烧开。

❷ 把鲢鱼剖去内脏，洗净，切段。

❸ 待锅中水烧沸时，把鲢鱼段和丝瓜仁放到锅中再煮15分钟即可。

功效

鲢鱼味甘、性温，有健脾、利水、温中、益气、通乳的功效，适合脾胃虚弱、胃痛、水肿、咳嗽、气喘、产后缺乳的女性食用；丝瓜仁有行血、催乳的功效；小米能补中益气。三物相配，具有补脾益气、通经下乳的功效。

孕妇保健按摩法

按摩坐姿

孕妇跨越椅子，背部对按摩者，椅子前有一张桌子，桌面叠一或两个枕头，在按摩时孕妇可休息头部。

按摩时间

不要在孕初期3个月内按摩，否则可能会导致流产。孕中期按摩效果最好。

孕中期3个月内每周按摩1次，孕末期3个月内可每周按摩2次。每次20分钟即可。

按摩方法

两手搓热按摩油，最好加入数滴放松的精油，如薰衣草精油。

按摩程序：从腰部开始，沿着脊椎两侧从下到上慢慢滑动到双肩，至少持续数分钟，直到背部肌肉开始温暖和放松。

补养功效

能改善孕妇的情绪及睡眠，同时还能减少孕妇的焦虑和背痛，对夫妻双方和胎儿都有很大的好处。

孕妇按摩的注意事项

◎ 不要直接按摩脊椎。

◎ 从没有按摩过的孕妇开始时最好请专业按摩师指导。

◎ 如果按摩时感到身体不适，应该马上停止。

◎ 妊娠20周后千万不要俯卧按摩，以免伤到胎宝宝。

◎ 千万不要在伤口、感染、有红疹或静脉曲张的地方进行按摩。

◎ 避免压踝关节至足跟部。

改善更年期疲劳眩晕的按摩方法

按摩方法一

穴位 风池、天柱、期门、气海、关元。

定位取穴 风池位于后颈部，枕骨之下，两条大筋外缘的陷窝中，相当于与耳垂齐平的位置。天柱在后头骨正下方凹陷处，也就是脖子处有一块突起的肌肉，此肌肉的外侧凹处，后发际正中旁开约2厘米（1.3寸）左右即是，按压有酸胀感。期门在胸部，当乳头直下，再数两个肋间隙即是此穴。气海、关元定位参照第71页。

按摩方法 用拇指指端，或者指腹轻轻揉按这五个穴位各50次，注意力度宜轻缓。

补养功效 按摩风池和天柱可促进头部的血液循环，可以缓解身体疲劳、困倦、眩晕的症状；期门是肝经的募穴，有补益肝血的作用；气海和关元是身心能量的气汇集的地方，可以促进病症的康复。

按摩方法二

穴位 血海、三阴交、阴陵泉。

定位取穴 在屈膝时，用对侧手掌按其膝盖，除拇指外的其余四指向膝上伸直，拇指向膝内侧约呈45°角斜置，指端就是血海。在小腿内侧，足内踝尖上3寸处，就是三阴交。阴陵泉在小腿的内侧，膝下胫骨内侧的凹陷中。

按摩方法 用拇指指端，或者屈拇指，用拇指指间关节桡侧点，或者屈食指，用食指近侧指间关节点压这些穴位；或者用拇指指腹轻轻按揉这三个穴位各50次。力度稍重，以感觉胀痛为宜。

补养功效 血海、三阴交、阴陵泉这三个穴位有滋阴补血的作用，并且血海是常用的补虚穴，三个穴位配合按摩，对气血亏虚型的女性更年期综合征有明显的改善作用，适合更年期女性经常使用。

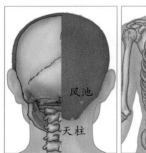

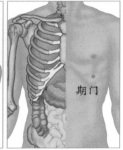

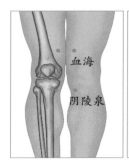

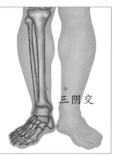

改善更年期综合征的吸气按摩疗法

练法

1.清晨醒来时，上体正直，端坐在床上，双腿盘屈，两脚底相对，中间隔有一拳的距离；双手交叉在胸前，分别用双手抚按双乳。

2.两眼微微睁开视鼻尖，调整呼吸，入静，意守脐下3寸的丹田。舌尖舐上腭，叩齿36次，使华池之水（口水）充满口中，用意念把华池之水循任督二脉送到下丹田。

3.片刻后以意领气，导丹田之气循带脉经络绕行1周、贯气入血海（胞中），复出会阴穴。

4.稍稍停顿后，导气绕肛门穿到骶骨，循背上行，沿督脉经络过颈上巅，在百会处稍微停顿。此时再次以意领气从巅顶入口中，化为阴津（上水），如此为1周，进行14周。

5.功毕，用手抚摩双乳4分钟，接着用左手抚丹田（小腹），右手抚腰，分别向横向相反方向揉摩50次，换手再揉摩50次。

6.之后右手食指揉按右足涌泉穴，左手食指揉按左脚涌泉穴各80圈。如此为1周，进行14周后收功、起床。

补养功效

本功法简便易行，无任何副作用，有健脾补肾的功效，尤其对更年期综合征有显著的疗效。

 # 来自老中医的养生小知识

更年期综合征女性的养心法

很多女性在更年期时，都会被更年期综合征所困扰。更年期综合征的发生受多种因素的影响，其中与个人的神经质的个性有关。所以，女性在更年期时应避免过度的紧张、疲劳和不良的精神刺激，消除无谓的恐惧和忧虑，保持愉快乐观的心情及心理平衡。

处于更年期的女性平时可以多听一些舒缓的音乐，使自己的心情放松，也可以根据自己的爱好养花或者是小动物。建议处于更年期的女性最好不要独自在家。

平时还可以多读点书，增加智慧和内心力量。另外家人对于更年期的女性应给予充分的理解、同情和关怀，多给予一些安慰，在其情绪烦躁的时候不要和她争论，应该在事后进行沟通。

为职场人士增加脑动力的补养方案

◎ **普通的脑力劳动者**：脑力劳动者频繁地用脑，精神与思维比较活跃，使大脑长期处于一种紧张的状态，这会消耗人体的气血，使人产生头晕头痛的症状。如果脑力劳动者经常熬夜，对人体的阴液会产生一些损伤，久而久之，会造成肝肾阴虚、阴虚火旺等不良状况出现，诱发一系列疾病。

◎ **计算机一族**：随着社会的不断进步，科技日新月异的发展，计算机、网络越来越普及，人们的工作和生活越来越离不开计算机。然而，计算机一族也因此受到一些疾病的困扰。

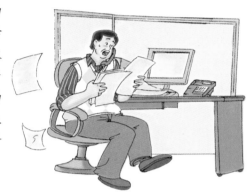

● 职场人士长期用脑，应注意预防头晕、头痛等症状

脑力劳动者常见病症与不适

◎ **肾亏**：脑与肾关系最密切。脑力劳动者在用脑的同时，除了对人体的气血有一定的消耗外，对肾精也有一定的损耗。长期的肾精损耗，会诱发一些肾的亏虚导致的腰酸腿软、尿频、遗尿，男性的遗精、阳痿，女性的月经延期、量少、闭经以及性冷淡等症。肝肾的阴精不足还会导致脱发、头发早白的症状。

◎ **耗伤心血**：经常熬夜，损伤人体的肝肾阴精，会造成阴虚火旺，虚火上扰于人体的心神；再加上脑力劳动对心血的耗损，会造成心烦、失眠、健忘等症状。

脑力劳动者的食补法

食补原则

◎ **注重补肾精**：肾生髓主骨，脑又为髓海，肾脑相通。肾的精气充足，才能保持脑的各种机能正常。长期地用脑，对肾精存在消耗，所以应补肾。

◎ **注重养心**：人的思维活动除了与脑相关外，还与心血有密切联系。长期的脑力劳动，对心血存在着耗伤。因此要及时补充心血，保证思维的正常进行。

◎ **注重健脾**：脾胃是气血生化之源，也是肾精及心血充足的基础。

补益食疗方

桂圆玉米栗子粥

材料 玉米粒、桂圆各3大匙，小米50克，栗子适量。

调料 红糖适量。

做法 ❶把小米、玉米淘洗干净，用清水浸泡半小时，备用。

❷把桂圆、栗子洗净，取肉。

❸把上述材料一起放到锅中，加适量清水。先用大火烧

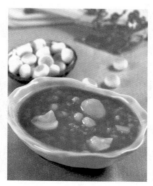

开，再用小火熬煮，粥成后，加入适量的红糖即可。

功效

　　这道粥能补肾健脾，养心安神，对于脑力劳动者常见的失眠、健忘、食欲不振等症有改善作用。

红枣山药粥

材料 红枣12颗，山药适量，糯米50克。

调料 白糖、盐各适量。

做法 ❶把糯米淘洗干

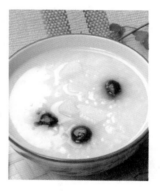

净，在清水中浸泡30分钟；红枣洗净，去核；山药清洗干净，去皮，切成丁。

❷在锅内放入清水适量，再加入糯米及红枣，先用大火烧开，加入山药丁，转为小火熬煮成粥，再依据个人的口味加入白糖或者盐调味即可。

功效

　　这道粥有健脾养血安神的功效，可用于脑力劳动者常见的失眠、健忘及食欲不振，所以特别适合经常用脑者食用。

神奇的大脑按摩保健操

做操之前，意念要集中，做操时要找准穴位，呼吸要均匀，按手法的顺序去做。手法用力时要缓慢柔和而有节奏。按揉穴位或部位时，最好能使之有酸胀感，效果会更好。

脑保健操的节拍是四八呼，共六节。具体的做法如下。

◎第一节，拍揉风池穴：头略低一点，用手摸到耳后高骨的内下方，凹陷处就是风池穴位。按照四八呼的节拍，向里向外交替按揉，第1、第3节拍向里按揉，第2、第4节拍向外按揉。

◎第二节，按揉攒竹穴：攒竹穴在眉头下方的凹陷处，双手的拇指尖按在攒竹穴上。做这节时，可以先把两肘放在桌面上，双手半握拳，拇指伸开，按四八呼按揉。

◎第三节，按揉太阳穴：太阳穴在眉梢与外眼角之间，向后移约一寸处的凹陷处。用双手食指的指腹按照节拍有节奏地按揉。

◎第四节，按揉百会穴：百会在头顶正中线与两耳廓之间连线交会处。用右手中指的指腹按压在百会穴上，再用左手的中指重叠在右手中指指背上，随节拍进行按揉。

◎第五节，掩耳健脑法：这节是用双手掌心紧按住两个耳孔，双手的食指架在中指上，按节拍在后脑部弹击。

◎第六节，屈指按头法：双手五指按在发际边缘，手指用力下按，按照节拍直按压到头顶。

 ## 增强脑力的真气运行小功法

此功法是著名养生学家李少波教授所创，现摘取一部分介绍给大家。

▌姿势

坐在椅凳上，小腿垂直，双脚平行着地，双膝间的距离以能放下拳眼相对的两拳宽度为准。双手手心向下，自然放在大腿面上。双肩下垂，腰须直。下颌略向回收，头顶如悬。

体态以端正自然为标准。双眼微合，面带笑容，上下牙齿相对，舌尖向上翘，轻轻舔上腭。

▌第一步：呼气注意心窝部

做好练功准备，收敛耳部听觉，集中思想，放松身心，精神内守，呼气，同时用意念将气息送向心窝部。吸气时不要加任何意识和动作，顺其自然，反复练习多次。每日早、中、晚练习3次，每次做20分钟。练功到3～5天，感到心窝部沉重，再往后，每呼气时，感觉到有一股热流注入心窝部，这是真气集中的表现。

第二步：意息相随丹田趋

当第一步功做到每一呼气就感觉心窝部发热时，就可使意念与气息相随，从心窝部开始，呼气时向丹田部转移注意力，不可操之过急，用力太大产生高热也不舒服。依法每天3次，每次25～30分钟，10天左右就可以气沉丹田。练功者一般都会感到食欲增加、大小便异常现象也有不同程度的改善。

第三步：调息凝神守丹田

当第二步功做到丹田有明显感觉，就可以把呼气有意无意地停于丹田。不要过分注意把呼气往下送，以免发热太过，导致耗伤阴液，犯"壮火食气"的弊端。呼吸要自然，只把意念守在丹田部位。每天3次或者更多，每次30分钟以上。这一段是培养丹田实力的阶段，需要时间比较长，1个月左右可以见效。

第四步：通督勿忘复勿助

原则上还是按照第三步的操作，

真气在沿督脉上行的时候，意识应该跟随着上行的力量，这就是勿忘。若行在某处停下来时，不要用意念去导引，这就是勿助。每天的练功次数可适当增加，时间也应延长到40分钟或1小时。每个人的情况不同，通督的时间和力量也可能不一样。大多数在10天左右通督。通督之后，一呼就真气进入到丹田，一吸真气就进入脑海，但不可刻意的追求，一呼一吸形成任督之间的循环，此为"小周天"。在这种情况下，会感觉到"呼吸精气，独立守神"的实际情况。一般的表现是精力充沛，身体轻捷。

第五步：元神蓄力育生机

元神，就是大脑调节管制的本能力量。这一节原则上还是守下丹田，丹田是长期意守的一个部位，通督后各个经脉会相继开通。如果头顶百会穴，也就是上丹田处有活动力量，也可以意守头顶。每天3次或更多次，每次1小时或更长。时间越长越好。大约1个月的时间，身体的各种触动现象才能逐渐的消失，上下丹田的力量更加集中。

收功

慢慢地睁眼，搓搓双手，再用双手搓面部，最后用十指梳头片刻。

体力劳动者保护筋骨、肌肉的补养方案

　　体力劳动者的身体活动较多，骨骼、肌肉的活动频繁，对人体的气血消耗也很多。有些体力劳动者在生产活动时，身体需要保持一定的体位，采取某个固定姿势或者长时间重复同一个动作，中医有"久立伤骨""久行伤筋"的说法，局部的筋骨肌肉长期处于紧张状态，久而久之会引起劳损。有些体力劳动者工作的环境恶劣，如处在高温环境下，会耗液耗气伤津，增加脾胃运化的负担，时间长了自然会造成脾胃的损伤。有些体力劳动者会接触过多的有毒物质，严重威胁健康。

体力劳动者常见病症与不适

　　由于体力劳动者的具体工作内容和劳动强度不同，因此，所患的病症也有所不同。如弯腰过多可能会造成腰肌劳损；久坐可能会损伤脾胃，从而引起消化不良；高温作业会导致大量出汗，耗伤人体的气阴，可能会出现中暑，甚至虚脱等病症。

体力劳动者的食补法

食补原则

　　体力劳动者由于工种的差别，对于不同的脏腑也会有不同的损害。所以应该根据病症的表现，采取补气养血、生津止渴、强筋健骨、补益肝肾等因人制宜的治法。

什锦滋味粥

材料 粳米1碗，栗子肉、腰果、去心白果各1大汤匙，圆白菜碎、胡萝卜粒、冬菇粒各少许，姜丝适量。

调料 盐适量。

做法 ❶把粳米淘洗干净，用清水浸泡，沥干，加少许色拉油、盐搅匀。

❷在锅中放入适量清水，先用大火煮开，再放入粳米、栗子肉、腰果、白果，大火煮沸后再煮10分钟，之后改小火煮1小时。

❸粥煮至软烂时，放入圆白菜碎、冬菇粒、胡萝卜粒及姜丝调味，再煮5分钟即可。

功效

此粥营养丰富，是体力劳动者恢复体力、强筋健骨的理想粥膳。

红参鸡煲

材料 老母鸡1只，红参10克，生姜、葱各适量。

调料 料酒、盐各适量。

做法 ❶把红参用温水泡软后，取出切片，浸过红参的水保留备用。生姜洗净，切片；葱洗净，打结。

❷在锅中加入适量清水，煮沸，把老母鸡放到沸水锅中，氽烫，捞出沥干，切块。

❸把母鸡块和红参一同放到砂锅中，把姜片、葱一起放入，并且放入料酒、盐和浸红参的水，

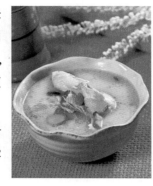

再加入适量清水。大火烧开后再改用小火炖2小时，即可出锅食用。

功效

这款食疗方能补气血，可用于体力劳动者因劳作过度造成的腰酸腿软。

排骨糙米粥

材料 虾皮1大匙，排骨300克，糙米200克，葱1根。

调料 盐适量。

做法 ❶把糙米用清水浸泡2小时，淘洗干净，加适量水熬煮成粥。

❷把排骨洗净，在沸水锅内氽烫一下，捞出冲净，备用；虾皮择净杂质，冲洗干净；葱洗净，切末。

❸把排骨放到锅中，再加入虾皮，粥锅用大火烧开，再改用小火熬到米粒软透、排骨熟烂，加盐调味，再撒入葱末即可。

功效

此粥有健脾养胃、补中益气、调和五脏的功效。

帮助恢复元气的睡功保健法

第一式：养丹聚气

平身仰卧，枕高适度，全身要放松，心平体正。双手掌心向下，自然放在身体两侧，双脚自然分开与肩同宽，足尖外展呈八字型。双眼向上平视片刻，把目光收回眼底，闭目合齿，舌抵上腭。开始做深长缓慢的呼吸，吸气时想象空气从四面八方灌到脐下小腹处，呼气时想象气从小腹处通过四肢、全身毛细孔处向外发散，反复做深长缓慢呼吸24次后，再转入自然呼吸。放弃吸射的意念，一切顺其自然，在床上静养一会儿。这时会出现全身膨胀或身体要腾起的一种漂浮感。

如果在练功中有睡意那就睡，睡醒时不要急于起床，可在床上继续练功。待全身有了气感后再坐起收功。收功时慢慢睁开两眼，坐于床上。双手搓热摩面、梳头、擦两耳、叩齿咽津、揉小腹、搓涌泉穴，再逐步由静转变为动。

养丹聚气，就是丹田要常养，常聚气。丹田指下丹田，是在脐下三指处的气海穴，是生气之源，聚气之所。修炼养丹聚气法，就能元气益壮，百病不生。

第二式：乾坤负抱

头朝南脚朝北，平身仰卧在床上，枕的高低适度，全身放松，心平体正。双掌心向内紧贴于两大腿的外侧，双腿并拢。

双眼向上平视片刻，把目光收回到两眉中间，闭目合齿，舌平放于口腔内，开始做缓慢深长的呼吸，先呼后吸。呼气时想象全身的骨头或肌肉随着呼气沿地平线铺展到天边。这时会感觉自己的身体像一层白雾平铺在大地上，有一种暖融融、轻飘飘的舒适美感。吸气时意想自己的骨头或肌肉沿着地平线从天边慢慢缩回。这样一呼一吸为一次，共做36次。静养一会儿，按第一式养丹聚气法收功。

第三式：周天运转

头朝南脚朝北，平身仰卧在床上。枕高适度，全身放松，心平体正。双手掌心向下，自然地放在身体两侧，双脚自然分开与肩同宽，两眼向上平视片刻，把目光收回两眉间，闭目合齿，舌抵上腭。开始做深长缓慢的呼吸。

吸气时想象气体通过双足涌泉穴或沿双腿直达双肩肩井穴，过颈项直上头顶百会穴。呼气时意想真气从百会穴过颈项或经肩井穴两臂直达双手劳宫穴，再从双手劳宫穴吸气经两臂或两肩肩井穴过颈项直上头顶百会穴。呼气时意想真气从头顶百会穴经双肩肩井穴或沿双腿直达双足涌泉穴。

两呼两吸为一次，共做36次。静养一会儿，然后按照第一式养丹聚气收功法收功。

▍注意

这套功法对老年人、体弱多病者和长期卧床不起的患者，特别是脑卒中偏瘫患者，有显著功效。

长期工作紧张的脑力劳动者和过于疲劳的体力劳动者，如果经常练这套功也能很快地恢复体力、精力和神力，从而达到有病治病、无病强身、增强体力、延年益寿的功效。

 来自老中医的养生小知识

剧烈运动后的五不宜

◎ **不宜立即休息**：剧烈运动时心跳加快，肌肉、毛细血管扩张，血液流动加快。与此同时肌肉有节律性地收缩会挤压小静脉，促使血液很快地流回心脏。如果立即停下来休息，肌肉的节律性收缩也就会停止，原来流进肌肉的大量血液不能通过肌肉收缩流回心脏，造成血压降低，出现脑部暂时性缺血。严重时还会引发心慌气短、头晕眼花、面色苍白甚至休克昏倒的症状。

◎ **不宜饮酒除乏**：剧烈运动后人体的机能处于高水平的状态，此时喝酒会使身体更快地吸收酒精。对胃、肝等器官的危害就会更大。

◎ **不宜暴饮**：运动后暴饮水或其他饮料，会加重胃肠负担，使胃液被稀释，既降低胃液的杀菌作用，又妨碍胃液对食物的消化。喝水速度太快也会使血容量增加过快，突然加重心脏的负担，引起体内钾、钠等电解质发生紊乱，甚至出现心力衰竭、心闷腹胀等症。所以运动后不可过量、过快饮水，而应在运动过程中，分次饮用，每次饮水量不应超过200毫升，两次饮水应间隔15分钟以上。

◎ **不宜大量吃糖**：运动后过多吃甜食会使体内的维生素B_1大量消耗，会感到倦怠、食欲不振等，影响体力的恢复。因此，剧烈运动后宜多吃一些含维生素B_1的食品，如蔬菜、肝脏、蛋类等。

◎ **不宜马上洗浴**：剧烈运动后皮肤表面血管扩张，汗毛孔开大，排汗增多，以方便人体散热。此时如洗冷水浴，会因为突然的刺激使血管立刻收缩，血循环阻力加大，心脏的负担加重。同时使机体抵抗力降低，导致生病。而如果洗热水澡会继续增加皮肤内的血液流量，使血液过多地流进肌肉和皮肤中，导致心脏和大脑供血不足。

第五章

针对各个脏腑的辨证补养方案

五脏六腑的功能正常是人体健康的基础，在日常生活中，五脏六腑的虚证比较多见，总的来说可分为以下四种：气虚、阳虚、阴虚、血虚。本章对脏腑虚证的表现及补益手法作了系统而详细的介绍。

养心安神

鉴别心气虚的要点

大家可能会有这样的经历：当某段时间劳累过度，比如某段时间工作特别繁忙，或者有些人经常通宵玩游戏，就会出现心跳加速的症状，犹如心要从口中跳出来一般。这就是中医所说的"心悸"。

《辞海》把"悸"解释为"心跳"，指的是人并没有受到外界的惊吓，但却感觉心脏跳动不安的一种情况。心悸作为疾病，最早记载于汉代的《伤寒杂病论》，在这本书中，作者张仲景第一个把"心悸"写到它的著作中，明确地告诉我们心悸就是一种不正常的心跳，不是因为受到惊吓出现的自己无法控制的心跳。引起心悸的原因很多，其中心气虚是最基础的一种因素。如果心气充足，各种心悸出现的概率就会大大降低。

心气虚还会表现出胸闷、气短的症状。中医认为，胸中是宗气所聚集的地方。宗气有协助心气推动心脉搏动、调节心律的作用。反过来说宗气的运行和转动也要依靠心气的推动，所以心气虚也会导致宗气运行不利，从而出现胸闷气短等症。

补益食疗方

小麦粥

材料 浮小麦30克，粳米100克，红枣10颗。

做法 ❶将浮小麦、粳米、红枣分别淘洗干净，去杂。

❷将处理好的浮小麦、粳米、红枣分别放入锅内，加入适量清水。

❸先用大火煮沸，再用中火，后用小火煮成粥。

功效

浮小麦能养心神、止虚汗。再配上补脾胃的粳米、养气神的红枣，可用于调养心气不足所致的心悸、不安、失眠等症。

按摩郄门穴宁心法

定位取穴 在前臂掌侧，握拳时，会有两个紧张的肌腱，是掌长肌腱与桡侧腕屈肌腱。在这两个肌腱之间，靠近手掌的腕横纹向上量5个大拇指的宽度，就是郄门穴的位置。

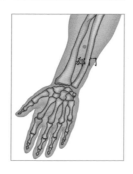

按摩方法 用一只手的拇指稍稍用力按压另一手臂上的郄门穴，然后手腕向内转动45°后再返回，一分钟重复30次。

补养功效 郄门穴是手厥阴心包经上的郄穴，经常按摩此穴具有很好的宁心作用。

"呵"字功补心气

发音 呵（ke，音同"科"）。

口型 口半张，将舌平放于口内，舌尖轻顶下牙，下颌放松（图①）。

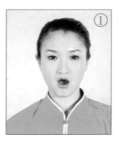

动作 呼气时念"呵"字，足大趾轻轻点地，然后放开。两手掌心向上，由冲门穴起，循足太阴脾经上提（图②）。逐渐将掌心向上翻，到达胸部膻中穴处又向外翻掌（图③），上托至与眼水平，中指指向外眼角处

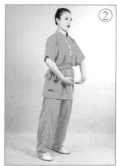

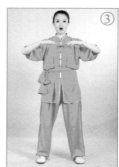

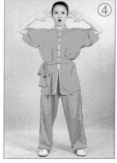

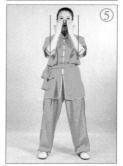

（图④）。当呼气转为吸气时，翻掌，手心向内，经面、胸、腹前缓缓下落（图⑤），垂于身体两侧。双手重叠，覆于下丹田。稍事休息，再重复做6次。

经络走向 动作以意领气由足太阴脾经之井穴隐白穴上升，循大腿内侧前缘进入腹部，通过脾、胃，穿过横膈膜流注于心中，上挟咽部，连舌根，入于目，上通于脑。

补益原理 做"呵"字功时，中指尖、小指尖可能有麻胀的感觉，同时与心经相关联的脏器也会受到刺激，产生新的感觉。

补养功效 心悸、失眠、健忘、出汗过多等症都可练此功改善。

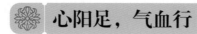

心阳足，气血行

心阳虚是在心气虚的基础之上进一步发展而来的。前面说过，心气虚有心悸、心跳不能自止、面色淡白、自汗等症状。这些症状心阳虚也有，另外，心阳虚还有一些其他的症状。

◎畏寒肢冷：如在心气虚证的基础上出现怕冷的症状，别人穿的是夏天的衣服，他穿的是秋天的衣服；别人穿的是秋天的衣服，他穿的是冬天的衣服。即使在夏天手脚也凉得像掉进了冰窖。这主要是由于心阳不足，失去了温煦肢体的功能所导致的。

◎脉道失充：心阳气还有推动血液运行的功效。如果心的阳气不足，血液运行减慢，另外，寒则经脉紧张，心脉气血循行不通，心失营养，所以会出现胸闷、胸膺痛的现象，也会出现脉道失充导致的脉象细微。

◎水肿：人体的水液代谢需要阳气的参与，水液需要阳气的温化才能蒸腾气化。而心阳在人体的阳气之中占有十分重要的位置。如果心阳不足，水液的蒸腾就会出现问题，会出现过多的水液潴留在体内导致的多种水肿。

◎舌淡紫：在舌象上因为阳气不足，会出现淡紫的舌质。阳虚不能运化水液，会出现白滑的舌苔。

补益食疗方

红枣桂枝炖牛肉

（材料）红枣10颗，桂枝9克，牛肉100克，胡萝卜1根，葱、姜各适量。

（调料）料酒3小匙，高汤1大碗，盐2小匙。

（做法）❶把红枣洗净去核，桂枝洗净；牛肉、胡萝卜洗净，切成4厘米见方的块；生姜洗净，拍松；葱洗净，切小段。

❷把牛肉块、红枣、桂枝、胡萝卜块以及料酒、葱、姜、盐先后放入炖锅内，加入高汤。

❸把炖锅放到大火上烧开，再改用小火炖煮1小时即成。

（注意）每日1次，佐餐服食。每次食牛肉50克，喝汤吃胡萝卜。

功 效

桂枝有很好的驱寒通脉的作用，是补心阳常用的药物。胡萝卜有很好的行气功效，帮助推动心血的运行。葱和生姜都是温性的药物，料酒则有很好的药势作用，再配上补五脏虚的牛肉、益气养血的红枣，使这道药膳有非常好的驱寒补血的功效。可用于心阳虚、血虚寒闭引起的胸闷、心痛、怕冷、手足发凉、脉细等症。

甘草桂枝糯米粥

材料 桂枝12克，甘草6克，糯米50克。

做法 ❶ 把桂枝、甘草用纱布包好后放到砂锅中。加清水500毫升，将纱布包浸透后，再煎制15分钟，去渣取汁。

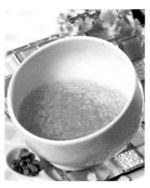

❷把糯米淘洗干净，和药汁一起放到药锅中，先用大火煮开，再用小火煮熟即可。

功 效

桂枝味辛，有温经助阳的功效；甘草和桂枝相配，有辛甘化阳的功效。这道粥有比较好的温心阳的功效，可用于改善心阳虚所引起的顽固性失眠。

桂枝乳鸽

材料 乳鸽1只，桂枝6克，甘草3克、红枣6颗、姜片、葱段各适量。

调料 胡椒粉、盐、料酒、酱油、高汤各适量。

做法 ❶乳鸽宰杀后去毛、内脏及爪，用沸水汆烫捞起。再抹上盐、料酒、酱油、胡椒粉腌渍30分钟。

❷把乳鸽放到蒸盘中，放适量高汤，再入桂枝、姜片、葱段、甘草、红枣，放到蒸笼内蒸50分钟即可。

功 效

桂枝温通经脉，生姜可协助桂枝温通经脉，再配上补益气血的乳鸽、甘草、红枣，使这道药膳有驱寒补血的功效。主治血虚寒闭型冠心病。

劳心者的自我调养

◎**思不可过久**：看书、做题、写文章，不要一趴就是几个小时。在略感觉疲倦的时候，就该起身伸展一下肢体，活动活动，听听音乐，也可以出去游玩、钓鱼等。

◎**重视体育锻炼**：如果长期伏案工作学习，不锻炼身体，容易致体质下降。所以，脑力劳动者应该经常做一些诸如散步、慢跑、打拳、做操、舞剑等运动。

◎**合理用脑**：除了上述两条用脑措施之外，还必须强调不必对身外之物多费心思，以减轻心理负担。

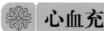

心血充，神志清

◎ **失眠**：心藏神，也就是我们的精神意志、思维神志与心有很大的联系，当然我们的睡觉也在其内。人的一生三分之一的时间都在睡觉。但是，由于现代生活节奏的加快，许多人受到失眠的困扰。失眠已经成为最普遍也是最典型的亚健康征状。造成失眠的原因有很多，其中心血虚是非常重要的一种因素。因为心血充足是心藏神的物质基础，心血不足会出现很多情志方面的疾病，比如心烦、失眠、多梦等症状。

◎ **心悸怔忡**：心悸就是不自觉的心跳，怔忡就是这种情况的加重，甚至出现不能自止的情况。心气不足就会导致心悸怔忡，心血不足使心失去濡养便会出现这种情况。

◎ **健忘**：我们可能有过这样的经历，出门时忘带钥匙，手机在身边还满世界乱找，进屋想拿东西可是突然想不起来该拿什么。这些都是健忘的表现。心血不足的时候，使心藏神的功能出现了异常，人的记忆功能也在其内，这就出现了健忘。

◎ **头晕目眩**：心血是全身血液的基础，人体的血液供养都依赖心血的充足。心血不足，会出现头、眼睛等失去供养，从而导致头晕目眩的症状。

◎ **面色淡白无华或者姜黄，口唇色淡**：这些也是面部和口唇缺少心血供养的缘故，导致面部和口唇没有血色，失去光泽。

◎ **舌色淡白，脉象细弱**：心血不足，不能到达舌部，出现舌色淡白的情况。不能使脉道充盈，出现脉象细弱无力。

补益食疗方

胡萝卜鸡肝粥

（材料）鸡肝2个，胡萝卜10克，糯米50克，香菜末适量。

（调料）香油、盐、胡椒粉各适量。

（做法）❶把胡萝卜削皮，洗净，剁成碎末；鸡肝洗净，切成碎末；糯米淘洗干净，备用。

❷把糯米放到锅中，加入适量清水。先用大火烧开，再用小火煮粥。

❸待粥软烂后，放入胡萝卜末、鸡肝

末继续熬煮。

❹待粥煮熟时，再依照个人口味放入调料，撒上香菜末即可。

> **功效**
>
> 胡萝卜有比较好的养血作用；鸡肝可以改善人体的造血机能，促进血红蛋白的生成，被认为是强壮补血之品。故这道粥能改善心血不足引起的失眠、健忘、心悸等症。

桂圆肉粥

材料 桂圆肉15克，红枣3 ~ 5颗，粳米60克。

做法 ❶把粳米淘洗干净；桂圆肉、红枣洗净，备用。

❷把锅放到灶上，加入适量清水；放入桂圆肉、红枣和粳米，先用大火煮开，再用小火煮粥至熟即可。

> **功效**
>
> 此粥养心安神、健脾补血。可用于心血不足引起的心悸、失眠、健忘、贫血等症，脾虚导致的腹泻、浮肿、虚弱以及自汗、盗汗等症。

掐按劳宫穴

定位取穴 手掌心，在食指、中指相连的掌骨之间，偏于中指，握拳弯曲手指时中指尖处。

按摩方法 把一只手的大拇指指端按到劳宫穴上，然后手腕用力。按摩时最好把指甲剪平，然后这样"掐"进去，局部会有酸麻胀痛感，才能起到

效果。一般选择在19 ~ 21点按摩比较适宜，因为这时段是心包经的主时，也就是此时气血比较盛，且按摩10分钟左右为宜。

补养功效 劳宫穴是手厥阴心包经的荥穴，按摩此穴可以用于改善心血不足引起的不自觉心跳、心跳不能自止、心痛、胸闷等症。

推擦心经及心包经养心法

推擦方法 ◎ 推擦心经：心经循行在手臂掌面的内侧缘。坐位或站立位，左手稍稍抬起，手心朝前上方。右手手掌自然弯曲，拇指在手臂的内侧，其余四指在手臂的外侧，从左手手臂的内侧与左手臂腋窝，然后沿着心经从左手臂推擦至左手指尖，顺势返回后再行推擦，反复5 ~ 10遍，使手臂产生温热感；再用同样方式，以左手推右手臂上的心经。

◎ 推擦心包经：心包经行在上臂掌侧面中间。坐位，左手放在左腿上或放在办公桌上，手心向上，用右手掌根或大鱼际推擦左手臂的心包经，往返5 ~ 10次，以左手臂产生温热感为度。再用此法以左手掌根或大鱼际推擦右手臂的心包经，往返5 ~ 10次。

补养功效 按摩心经、心包经可以起到养心宁神的作用，对于改善失眠、健忘、心悸等症具有显著疗效。

滋心阴，养血液

心阴虚是在心血虚的基础上发展而来的，也就是说心阴虚除可以见到心血虚的症状如心悸、怔忡、失眠、多梦外，还会有一些特殊的症状。

◎ **五心烦热**：这里所说的五心是指双手心、双脚心再加上心这五心。五心出现烦热就是说手脚心发热同时伴有心烦。这是由于心阴不足，不能制约阳气，阳气偏亢而导致的虚热内生所致。虚热到达于手脚心就会出现手脚心发热；虚热上扰心脏，会导致心的功能受到损害，出现心情烦躁的症状，甚至会导致失眠。

◎ **潮热**：潮热一般是指一天某一个特定时间发热，或者一天都发热而某个特定时间的体温比其他时间体温要高。很多种情况下阴虚出现的潮热一般是在午后发热。因为中午过后，自然界的气温开始降低，人体的阳气也开始慢慢衰退，相应的机体的抗病能力开始减退。这时体内的邪气相对于正气来说占有一定优势，正气抗争不过邪气，所以会使病情加重，导致发热。

◎ **盗汗**：盗汗是指病人睡觉时汗出，醒时汗止，就像盗贼偷盗东西一样不能见人，所以叫做盗汗。出现盗汗的原因是由于阴虚容易化燥生热。入睡时人体的阳气进入体内，才能保证人体进入安静状态，进入睡眠。此时，体表失去了阳气的固护，体内的虚热蒸腾使津液外出，所以睡眠时出汗较多。人醒后，阳气又恢复到肌表，发挥它固护肌表的机能，所以汗液不容易外泄而出现汗止的情况。

◎ **两颧发红**：平时我们会夸赞人的脸蛋红扑扑的，挺漂亮，挺招人喜欢的。这是气血充足的表现，说明这个人身体健康，气血可到达头面部；一些演员上场表演时，为了增加美感，会在脸蛋上抹一些红色的化妆品。阴虚出现的发热也会出现这样的症状，即两颧发红，像上了妆一样，这种红好像一洗就掉下来一样。这是因为阴虚会产生内热，内热上达于头面部，就会出现气血随虚热到达头面部，表现出两颧发红的症状。

◎ **舌红少津，脉细数**：舌失去阴液的濡养，会出现少津的舌象；血液也会亏少，出现脉细的脉象。阴虚生内热，表现在脉象上就是数脉。

竹参猪心

材料 猪心1个，竹参100克，生姜、葱各15克。

调料 盐1大匙，味精、香油、花椒各1小匙，白糖2小匙，红卤汁适量。

做法 ❶把竹参择净，去杂质，切成节，用水稍浸润后放到锅内，再倒入清水，煎煮2次，收取滤液约500毫升，备用。

❷把猪心剖开，洗净血水；生姜洗净，拍松；葱洗净，切段。

❸在锅内放入适量清水，下入花椒、生姜、葱段和猪心，用中火烧沸后，加入竹参药液同煮，煮到猪心六成熟时捞出，除净浮沫，装入盘内。

❹在锅内放入红卤汁烧沸，下入猪心，用小火卤熟，捞出后放在盘内。

❺把炒锅置中火上，加入适量的红卤汁、盐、白糖和味精，再加热收成浓汁，涂抹在猪心内外，等到汁冷凝后，再刷上香油即可。

功效

这道药膳有比较好的补气养阴的功用。可用于心阴不足引起的心悸、失眠、多梦、五心烦热、盗汗、潮热、口渴等症。

心阴虚者须警惕失眠的误区

◎**睡前运动**：中医认为，阳入于阴才能睡觉。睡前运动会把人体的阳气调动起来，不但不能帮助睡眠，反而会让原来已经疲倦的肌肉更加紧张，大脑也会更清醒，因而更不易入睡。

◎**吃安眠药**：安眠药不能随意乱吃，因为服用安眠药后的睡眠不同于生理性睡眠，只是被动睡眠，会降低睡眠质量。因此，服药后即使整夜入睡，醒来后依然会感觉到疲乏无力。

◎**喝酒助睡**：这是很不明智的做法。虽然睡着了，但却容易出现呼吸困难、睡不安稳、胃疼、口渴等症状。

◎**每天强制睡够8小时**：偶尔一两次睡眠时间不足并不会产生多大影响。因此，不要唯恐睡眠时间不足而导致精神极度紧张，这样反而更睡不好。

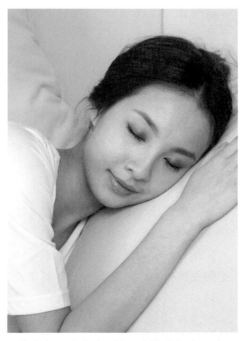

● 养成良好的睡前习惯，才能更好地入睡

温脾养胃

鉴别脾气虚的要点

　　脾具有运化水谷精微物质的功能，即饮食物消化后的营养物质需要脾的运化才能到达全身。脾气虚是脾虚证的主要原因，其症状主要表现在以下几个方面。

◎ **纳呆**：纳是接受的意思，纳呆就是指脾胃接受食物的功能低下，也就是不想吃饭的意思。胃主腐熟，食物经过胃的腐熟功能后才能够进行下一步的消化。当脾气虚弱时，就会影响到胃的腐熟功能。因食物不能消化，自然就不能接受新的食物，就出现了不想吃饭或者吃饭不香的情况。

◎ **腹胀**：这主要是由于脾气虚，使食物不能消化而停留在体内，使体内的气机运行受到阻滞，而出现的腹部胀满的情况。并且这种腹胀有一个特点就是吃饭后腹胀加重。这是由于吃饭后需要脾气的运化，脾气本来就虚，更加重了脾的负担。新进入体内的食物加重了气机阻滞，使腹胀加重。

◎ **大便稀溏**：脾胃除运化水谷精微物质外，还有运化水湿的功能，也就是体内多余的水液要靠脾的运化才能顺利排出体外，不至于留在体内。当脾气虚时，体内多余的水液不能运化，反而内注于大肠，使大便的含水量增多，便出现了大便稀溏的症状。有时候还会出现大便如水一样的情况。

◎ **肢体倦怠**：中医有脾主四肢的理论，也就是说水谷精微物质经过脾的运化以后到达四肢，使肢体得到营养，这样才能够完成一系列的肢体动作。当脾气虚弱时，就会出现肢体得不到营养物质的充养，从而出现肢体困倦无力的症状。

◎ **身体消瘦**：人体吃进去的食物经过脾的运化将营养物质运达到全身，使

脾气虚的人会有腹胀的症状

身体的五脏六腑、形体官窍均得到充养，从而发挥正常的生理功能。当脾气虚时，精微物质不能运达于全身，失去营养物质的充养，就会出现身体消瘦的情况，严重者还会出现骨瘦如柴的现象。

◎**身体水肿**：这就是所说的虚胖，虽然某些人很胖，但其身体却十分虚弱，全身的肌肉特别松弛，有时候会出现水肿的情况。这主要是由于脾气虚弱，脾运化水湿的功能减退，使水液停留在人体内，这种液体过多则成了废液。如果废液过多地停留在肢体，就表现为身体水肿。

◎**少气懒言**：脾胃是人体的气血生化之源。脾气不足，气血生化不足，会出现身体其他部位的气亏，少气懒言的症状。

◎**面色萎黄或淡白**：脾气不足，气血生化不足，日久会形成气血两虚的情况。气血两虚后，面部肌肤失去血的濡养，会出现面色淡白，或者萎黄没有光泽的症状。

补益食疗方

红枣西红柿粥

（**材料**）西红柿250克，粳米、红枣各100克。

（**调料**）冰糖适量。

（**做法**）❶把粳米淘洗干净，用水浸泡至少30分钟；西红柿洗净，切成丁；红枣洗净，备用。
❷把粳米、红枣一同下锅，加适量清水用大火烧沸，再

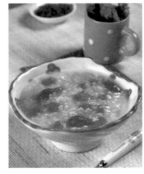

改用小火煮到米软枣烂。

❸在粳米、红枣煮熟时，加入西红柿丁和冰糖，再次煮沸即可。

（**注意**）熬粥时，要盖好锅盖，可避免水溶性维生素和其他的营养成分随水蒸汽的蒸发而流失。盖好锅盖熬出的粥，味道更为香浓，口感也会更好。

功效

　　粳米有补脾健胃、养五脏的功效，是健脾胃较好的食品；西红柿也具有较好的健脾胃功效。因此这道粥补脾健胃功效显著，可用于脾胃虚弱引起的不想吃饭、腹胀、身体消瘦、四肢无力、大便稀溏、舌淡苔白、脉虚弱等症。

足三里瘢痕灸健脾法

穴位 足三里。

定位取穴 在小腿外侧，犊鼻下3寸，犊鼻与解溪连线上。

准备材料 纯艾绒少许（成品艾条中的艾绒也可），医用胶布若干，剪成直径25毫米左右圆形小块4块，大蒜1瓣，线香1支。

艾灸方法 瘢痕灸，又名"化脓灸"。施灸时先在足三里穴涂上少量的大蒜汁，目的是增加黏附性和产生刺激作用。

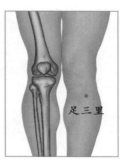

足三里

然后将艾绒捻成麦粒样大小的艾炷，将艾炷放到足三里上，用火点燃艾炷施灸。每壮艾炷必须完全燃烧，除去燃烧产生的灰烬后，才可继续换艾炷再灸。施灸时由于火烧灼皮肤，因此可产生剧烈疼痛。此时可用手在足三里穴周围轻轻拍打，用来缓解疼痛。一般1～3壮即可烧伤至真皮层，则可留有瘢痕。化脓后，每日可用抗炎药物。在正常情况下，灸后1周左右，施灸部位化脓会形成灸疮；5～6周左右，灸疮自行痊愈，结痂脱落后而留下瘢痕。

补养功效 足三里瘢痕灸是常用的保健方法，不仅对脾气虚所引起的诸证有很好的效果，长期坚持对体弱多病者可起到强身健体的作用，对老年人能起到益寿延年的作用。

五分钟意念健脾小功法

方法 ❶选一个面朝南方的位置，站好，头顶中天，两手从身体侧面向上平举，手心向下（手心属阴，这样可以吸收地面的阳气）。

❷然后把两手举到头顶，在头顶中央呈莲花状，掌心向天。

❸掌心向上，两手分别放在两边，与头顶齐平。也就是把两手的劳宫穴和头顶的百会穴放在同一个水平面上，共同吸取天地的黄气（黄色入脾）。

❹调匀呼吸。吸气时意念从肚脐吸入宇宙间的黄色精气，呼气时意念把其送入脾胃。这样反复9次以后，右手拇指轻轻掐住右手中指的第一关节内侧，放到小腹前。同时左手掌心在脾胃的位置慢慢画圈，意念带动脾胃气机的运行旋转（女性左手放到小腹前，右手运行）。

❺画圈的过程由脾向下到胃，再返回到脾，顺时针画12～24圈；再逆时针画12～24圈。结束后，意念引导脾胃的阴浊之气，从左脚涌泉穴排出。

补养功效 这套功法意在吸收天地间的黄色精气（与脾胃之气相应）为人体所用，有比较好的健脾和胃、益气补血的功效，适用于脾胃虚寒、气血不足者。

温脾阳，利水湿

脾阳虚是在脾气虚的基础上进一步发展而来，或是由于过度吃生冷的食物，或是由于肾阳虚，导致脾失去温煦所致。脾阳虚除了有脾气虚的腹胀、纳呆、大便稀溏外，还有一些特定的症状。

◎ **腹痛，喜温喜按**：脾阳不足，阴阳失去平衡，温煦气化功能减退，阴气就相对较盛，因而会产生寒气。脾阳虚产生的寒气过盛会导致腹部的疼痛。并且这种疼痛用热水袋焐一焐或者在温暖的环境下便可以缓解，因为这样会使寒气散开，使气机运行变得通畅。用手按一按这种疼痛也会缓解，这是因为这种疼痛是虚性的疼痛，用手按后使精微物质得以濡养局部而缓解。

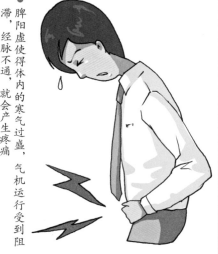

脾阳虚使得体内的寒气过盛，气机运行受到阻滞，经脉不通，就会产生疼痛

◎ **四肢发凉**：前面说过脾主四肢，如果脾阳不足，会导致四肢得不到阳气的温煦而出现四肢发凉的症状。

◎ **肢体困重，水肿，小便不利**：人体内水液的代谢需要阳气的温煦，脾阳不足也会使水液的代谢出现异常。阳气不足，体内会产生过多的废液。这些废液流到肌肤，就好像给肌肤披上了一层水做的衣服，会出现四肢发沉的症状。废液储存的过久了，会产生水肿的症状。阳气不足，也会导致膀胱的气化功能低下，不能充分蒸化水液，出现小便不利的症状。

◎ **女性白带量多质稀**：妇女的白带与脾也有很大关系。脾阳不足，会使体内产生过多的水湿，会出现白带量多质稀的情况。同时，脾有固摄带脉使白带正常排泄的机能。脾阳不足，带脉不固，会出现量多的情况。

◎ **舌淡胖，脉沉细无力**：脾阳不足，体内产生的过多水液上达到舌就会出现淡胖的舌质。脾阳不足，温煦鼓动无力，会出现沉细无力的脉象。

饮食宜忌

◎**宜食**：性温味甘辛，具有健脾补气、温暖肠胃及祛寒作用的食物。如羊肉、鸡肉、牛肚、猪肚、草鱼、鲢鱼、荔枝、韭菜、芥菜、肉桂、干姜、生姜、花椒、胡椒、小茴香、白蔻、红糖等。

◎**忌食**：性质寒凉、容易损伤脾胃阳气的食物。如谷物类的荞麦、莜麦、绿豆以及豆制品豆腐；蔬菜类的菠菜、空心菜、黑木耳、茄子、莴笋、芹菜、冬瓜、苦瓜、黄瓜；水果类的西瓜、柿子、香蕉、枇杷、梨、桃子等。味厚滋腻、难以消化、容易阻碍脾胃运化的食物，如猪肉、鸭肉、甲鱼肉、牡蛎肉、糯米等会损伤正气、加重虚寒。具有利气消食作用的食物，如山楂、白萝卜、薤白等也不宜食用。

补益食疗方

草果羊肉汤

材料 草果5~6克，羊肉500克，豌豆75克，青萝卜200克，生姜、香菜末各适量。

调料 盐、醋、胡椒粉各适量。

做法 ❶把羊肉洗干净，切成小丁；青萝卜洗净，切成丁；豌豆淘洗干净；生姜洗净，剁成细末，备用。

❷把草果、青萝卜丁、羊肉丁、豌豆一起放到锅内，加适量清水。先用大火烧开，后改用小火，加姜末炖约1小时到肉熟烂，再加入盐、醋、胡椒粉和香菜末调味即成。

功效

羊肉有比较好的温脾暖胃的功效；草果性温，有行气的功效；豌豆性平，可健脾和胃；青萝卜具有比较好的行气功效；生姜、胡椒都是温性之品，对虚寒者均有益。故这道汤有益脾暖胃的功效，可用于脾阳虚引起的四肢发凉、腹胀等症状。

特效穴位按摩法

穴位 天枢、关元、气海、脾俞、足三里等穴。

定位取穴 天枢在腹部，横平脐中，前正中线旁开2寸。关元在肚脐下方3寸（4指横宽）。气海在下腹部，前正中线上，在脐中下1.5寸。脾俞在背部脊柱区，第11胸椎棘突下，后正中线旁开1.5寸。足三里在小腿外侧，犊鼻下3寸，犊鼻与解溪连线上。

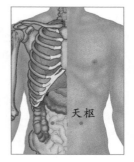

天枢

按摩方法 如脾阳虚之泄泻，可直擦背部督脉、梭擦腰诸穴至透热，并轻轻揉按上述穴位20分钟左右。

补养功效 可用于改善脾阳虚引起的泄泻。

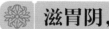

滋胃阴，防便秘

胃阴虚证，是由于胃病日久不愈，或者热病后期阴液没有恢复，或者平时喜欢吃辛辣的食物，比方说有的人一顿饭必吃辣椒才能吃下饭，或者长期心情不舒畅，气郁化火所致。

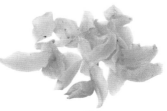

● 百合

胃阴虚者主要可以见到下列症状：

◎ **胃脘部隐痛**：胃阴不足，体内阴阳失去平衡，阳气过于偏亢，会出现虚热内生的情况。这种虚热日久不能散去，郁结在胃中，导致胃气不和，出现胃脘部的疼痛。因为是虚热内生所致，而不是由实邪阻滞气血经脉所产生的，所以会出现隐隐疼痛，不是那种特别剧烈的疼痛。

◎ **饥不欲食**：胃阴虚，会产生虚热。虽然是虚热，也会消耗体内的食物，所以会出现容易饥饿的症状。但是由于胃阴不足，胃的腐熟功能减退，吃下的食物不容易消化，进而使人出现不想吃饭的症状。

◎ **口燥咽干**：胃通过食管与人体的咽喉及口腔相连，胃的津液能滋润咽喉和口腔。当人体胃阴不足时，胃内的津液就不能滋润咽喉和口腔，相应地就会出现口燥咽干的症状。

◎ **大便干结**：胃内的津液还有向下滋润大肠的功能。胃阴不足时，津液不能滋润大肠。大肠内的燥屎缺少津液便会出现大便干，难于下结的症状。

◎ **脘痞不舒**：痞是一种似痛非痛、似胀非胀的症状，之所以会出现这样的症状，是由于胃阴虚，影响到胃的气机，出现气机运行不利，郁结于胃脘部出现的症状。

◎ **干呕呃逆**：胃阴虚产生内热，虚热上扰，胃气也随着虚热上逆，出现干呕而无物、呃逆的症状。

◎ **舌红少津，脉细数**：舌失去阴液的濡养，会出现少津的舌象；血液也会亏少，出现脉细的脉象。阴虚生内热，表现在舌象上就是红舌，表现在脉象上就是数脉。

雪梨饮

材料 雪梨1个。

调料 冰糖少许。

做法 ❶把雪梨洗净后，去皮、去核，切片后放入凉开水中。

❷把冰糖放到梨水中搅匀，盖上盖，浸泡4小时即成。

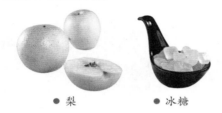

● 梨　　　　　● 冰糖

功 效

雪梨饮有比较好的养胃阴、清胃热之功，可用于胃阴虚内热导致的口燥咽干、腹泻、舌红少津等症，对于消化系统有问题的患者适用。

白芍石斛瘦肉汤

材料 猪瘦肉250克，白芍12克，石斛12克，红枣4颗。

调料 盐、味精各适量。

做法 ❶把猪瘦肉洗净、切块；白芍、石斛洗干净，红枣洗净、去核，备用。

❷把全部用料一起放入锅内，加清水适量。大火煮沸后，小火煮1～2小时，调味即成。

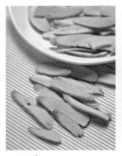　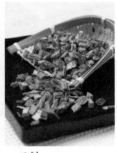

● 白芍　　　　　● 石斛

功 效

这道汤有比较好的健脾益胃、养阳柔肝、缓急止痛的功效。对于胃病胃阴不足者比较适用，尤其是对于胃阴不足导致的胃脘部的隐痛有非常好的缓解作用。

生活里的养胃小窍门

◎食物以清淡、松软、易消化为主，而一些比较坚硬、黏滞的东西则不宜多吃，因为这些东西很难消化，会给胃带来负担。

◎患有胃病的人应该戒烟、酒、咖啡、浓茶和碳酸性饮料。

◎不宜空腹吃香蕉、西红柿、橘子、菠萝、山楂、黑枣等，以免损伤胃健康。

◎馒头可以养胃，可作为主食。

◎有胃病的人饭后不宜运动，也不宜立即工作。

◎胃喜燥恶寒，平时除了冷饮、冰冻水果等冰冷的东西外，其他寒凉的食物（如绿豆）也不宜多吃。

◎坚持少食多餐的原则，一天三顿要定时定量。

柔肝补血

 ## 养肝阴，不生气

鉴别肝阴虚的要点

　　肝阴虚多由情志不遂、气郁化火所致，或者是由于肝病、温热病后期耗伤肝阴引起的。肝阴虚除了有一般阴虚证的表现，如五心烦热、潮热、盗汗、口燥咽干、舌红少津外，还会有其他一系列的表现，具体如下。

◎ **头晕耳鸣**：头面部需要血液的濡养，如果肝阴不足，不能向上濡养头面，便会使人出现头晕的状况。胆经的循行经过耳、肝与胆相互表里，所以肝阴不足时，也会导致耳部因失去濡养引起耳鸣。

◎ **两目干涩**：肝开窍于目，也就是眼睛需要肝的阴血的滋养才能发挥正常的功能。在一些眼病的治疗中，中医都是从肝来论治的。当肝阴不足，不能上荣于两眼时，便会出现两眼发干发涩，好像眼睛里有什么东西一样。

◎ **面部烘热**：肝阴不足，会导致体内产生虚热。因为热有向上走的趋势，虚热产生以后会到达头面部。这时，头面部就会出现像火烤一样的发热。但是这种发热是突然发热，又突然停止。这是由于虚热通过头面部散发出去以后，会因暂时得到缓解而恢复正常。

◎ **胁肋灼痛**：胁肋部是指侧胸部，从腋下到第12肋，也就是到最后一根肋骨的位置，肝经的循行经过这个部位，所以一些涉及肝的疾病都会有胁肋部的不舒服。肝阴虚会出现胁肋灼痛，这是由于阴虚生内热，内热随着肝经的循行路线到达胁肋部而引起的。

◎ **手足蠕动**：肝主筋，也就是人体的筋脉要受到肝的濡养才能发挥正常的功能。手足是人体筋脉比较集中的地方。所以肝阴不足，会使这些筋脉因得不到充分的营养而出现手足不自觉的轻微抽动。

◎ **脉弦细数**：弦脉一般是肝的病变所致，而在此基础上出现的细数是由于肝阴不足、内生虚热所导致的脉象。

杞菊排骨汤

材料 排骨500克，枸杞子2小匙，杭白菊10朵，葱、生姜各适量。

调料 盐、味精各少许。

做法 ❶将排骨用清水洗净，剁成大小均匀的块，然后放入沸水中焯烫一下，捞起后沥干水分。

❷将枸杞子和杭白菊洗干净，沥干水分，备用；葱、生姜洗净，葱切段，生姜切片，备用。

❸锅中加入适量清水，放入排骨、葱段和姜片，加盖。先用大火煮沸，然后改用小火慢煮30分钟。

❹放入枸杞子、杭白菊拌匀，加盖用小火继续炖煮，10分钟后加盐、味精调味即成。

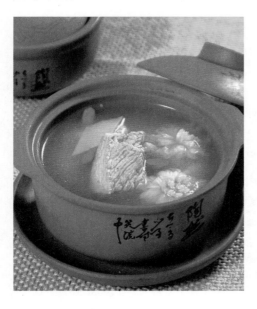

功效

排骨有滋阴养血、补身强体的功效，枸杞子有滋补肝肾、益精明目的作用，杭白菊则有疏风散热、养肝明目、清热解毒的作用。三者搭配可以使这道汤具有强体补肾、滋肝养血的功效。可用于肝阴不足引起的头晕耳鸣、两眼干涩、视物不清、胁肋灼痛等症。但不适合体质虚寒者饮用。

肝阴虚可听"羽"调乐曲

悦耳的音乐有助于发泄积郁心中的不良情绪，还能调动人体各系统的正常功能，促进消化道的活动。

古代的音阶有宫、商、角、徵、羽五音。如果肝虚血弱，四肢无力，视物不清，应听一些"羽"调乐曲，如《二泉映月》《船歌》《梁祝》等。此调清静纯正，柔和滋润，如行云，似流水，具有入肾的特性，取水能生木、精血互化之意，并能制约由于肝阴不足所致的虚阳上浮。

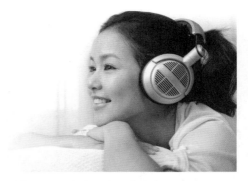

● 音乐可以对神经系统产生良性的刺激，而起到加速排除体内废物的作用。多听羽调音乐有助于改善肝虚血弱、四肢无力以及视物不清的症状

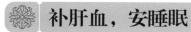

补肝血，安睡眠

肝血虚多由于脾肾亏虚、营养物质化生不足，或者慢性疾病日久耗伤肝血，或失血过多所致。除了有和肝阴虚一样的眩晕耳鸣、脉弦细的症状外，肝血虚还有一些其他症状。

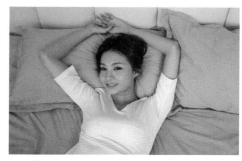

● 选择一个合适的枕头，可提高睡眠质量，更有利于养肝

◎**面白无华**：肝血不足，不能上达到头面部，会使人出现面无血色的情况，并且这种面色没有光泽。

◎**爪甲不荣**：爪甲是指人体的手足和指甲，肝血不足，人就会出现手足没有光泽、干枯症状。

◎**失眠多梦**：肝血不足，会导致心血亏虚，心神不能得到血液的濡养，人会出现神志不安导致的失眠多梦。

◎**视力减退或者雀盲**：肝血不足时，眼睛看东西会出现问题，甚至会出现视力减退的情况。青少年的假性近视很多就是由于肝血不足导致的暂时性视力减退，及时治疗的话完全有可能恢复正常的视力。肝血虚还会使人出现夜里或者在昏暗处看东西不清楚，在白天或光亮处视力就十分正常的情况，这就像麻雀一样在黑暗的环境中看不清东西，所以叫做"雀盲"。

◎**肢体麻木，关节活动不利，手足震颤**：四肢关节是筋脉集中的地方，肝血不足时，四肢得不到肝血的濡养，就会出现四肢的麻木，关节活动不利，手脚出现不自觉的震颤，肌肉也会出现不自觉的跳动等症状。

◎**女性月经量少，色淡，闭经**：女性以肝为先天，到一定年龄段以后便会出现月经。月经的正常运行需要肝血的充足。肝血不足时，女性的月经便会相应地减少，颜色变浅，严重者会出现月经停闭的症状。

◎**舌淡苔白**：肝血不足不能濡养舌体，就会出现舌色淡、苔白的舌象。

猪肝瘦肉滋补粥

材料 猪肝40克，猪瘦肉50克，粳米60克，葱适量。

调料 料酒1大匙，胡椒粉1小匙，盐、水淀粉各适量。

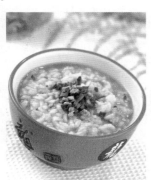

做法 ❶把粳米淘洗干净，用清水浸泡30分钟，捞出后放到锅中，加适量的清水，先用大火烧开，再用小火煮成粥。

❷把猪肝洗净，切片；猪瘦肉洗净，切片。将猪肝片及瘦肉片加少许料酒、水淀粉略腌，备用。

❸把瘦肉片和猪肝片铺在已经煮好的粥内。

❹等粥再次煮开时，用胡椒粉和盐调味，撒上葱花，即可食用。

功效

猪肝具有补肝、明目、养血的功效；猪肉有比较好的滋阴润肺作用。这两者搭配可使这道粥具有较好的补肝养血、明目的功效。可用于肝阴血亏虚引起的视物不清、两眼昏花、干涩、夜盲等症，另外对妇女的月经不调、经量稀少、闭经等症也有比较好的疗效。

穴位 足三里、气海、关元、三阴交。

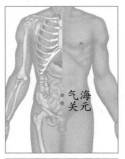

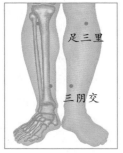

定位取穴 足三里在外膝眼下3寸，也就是除拇指外四指并拢的宽度，在腓骨与胫骨之间，由胫骨旁量1横指处即是。气海在下腹部，前正中线上，脐中下1.5寸，二指宽处。关元在下腹部，前正中线上，脐中下3寸，也就是除拇指外四指并拢的宽度。三阴交在下肢内侧，内踝尖直上3寸，也就是除拇指外四指并拢的宽度，胫骨后缘处。

按摩方法 用拇指指端或者指腹按在穴位上，以上下左右揉按的方法，分别对以上这四组穴位进行按摩，每天15分钟。

补养功效 足三里、气海、关元、三阴交这四组穴位被称为四大补血穴位，有滋阴养血的功效。按摩这四组穴位，不但能调节肝血虚，同时还有提振胃气、分利湿热等养生保健的功效。经常按摩这四组穴位，可以起到日常养生保健的作用。

清肺滋阴

补肺气，呼吸畅

肺气虚多由咳喘日久或者气的生成不足所致。除了有一般气虚的面色淡白、脉虚的症状外，还有一系列其他的症状。

◎ **咳嗽无力、咳痰清稀：**肺主管人体的呼吸。也就是说，肺吸入自然界的清气和呼出体内的浊气，实现体内外气体交换。当各种原因导致肺这个通道出现异常时，就会出现咳嗽、咳痰的症状。肺气虚就是导致咳嗽、咳痰的主要原因之一。不过肺气虚的咳嗽多是咳嗽无力。这是由肺气虚弱、呼吸功能减弱、气机运行不利而造成的。肺气虚也会有痰，一般在气虚的情况下，阳气会或多或少地存在不足，所以痰液一般是清稀的。

◎ **气少不足以息，声音低怯，活动后加重：**肺还有主管一身之气的功能，肺气虚，全身的气也会出现不足，所以会出现呼吸气短，好像气不够一样，并且说话的声音十分低。另外这些症状在活动后会加剧，因为活动会消耗人体的气。

◎ **自汗，畏风，容易感冒：**肺与人体的皮肤相互联系，也就是说人体皮肤的功能要靠肺气支配。当肺气不足时，皮肤功能低下，皮肤的腠理不够致密，就会出现比较容易出汗、怕风的症状。这种情况下，外邪比较容易侵犯人体，人就比较容易感冒。

◎ **神疲体倦：**肺主一身之气，肺气虚时，脏腑机能减退，就会出现精神疲乏、身体困倦无力的症状。

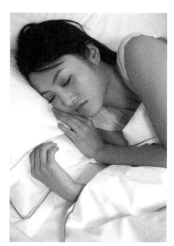
● 肺气虚会导致精神疲惫、困倦乏力等症状

糖熘白果

材料 白果150克。

调料 白糖100克，水淀粉15克，小苏打适量。

●白果

做法 ❶把白果砸去外壳，洗净。

❷在锅内加适量清水、小苏打，用大火烧。取出白果，去皮，挖去白果心。

❸把白果放到碗内，加水，上笼蒸熟，取出。

❹在锅内放入白糖、白果，加水，用大火烧开，去掉浮沫，用水淀粉勾芡，倒入盘中即可。

功效

白果有敛肺气、止咳喘的良好功效。白果与白糖合用，味道和功效都比较好，特别适用于儿童肺气虚引起的咳喘。

双杏全肺汤

材料 白果（银杏）15克，甜杏仁30克，猪肺1只。

调料 黄酒、盐各适量。

做法 ❶把白果去掉壳、皮，打碎；甜杏仁洗净、打碎，与白果放在一起，加黄酒浸泡，备用。

❷把猪肺洗干净后，将白果仁、甜杏仁塞到其气管内，再将气管扎紧。

❸把猪肺放到砂锅里，加黄酒、盐，先用大火烧开，再用小火炖至熟烂，切片食用。

功效

白果有敛肺气、定喘嗽的功效；甜杏仁有降气止咳的功效。《本草纲目》中将猪肺称为补肺止咳的佳品。三者配伍，有补肺通气、定喘宁咳的功效，对于久病肺气虚导致的咳嗽、气喘疗效显著。

党参杏仁川贝老鸭汤

材料 老鸭半只，杏仁、川贝各6克，党参、熟地黄各15克。

调料 盐、味精各适量。

●杏仁

做法 ❶把杏仁用开水泡烫去皮；川贝、党参、熟地黄洗净；老鸭洗净，斩去头脚。

❷把处理好的鸭肉和杏仁、川贝、党参、熟地黄等材料一起放入锅内，加适量清水。先用大火煮沸后，再用小火煮2～3小时。加入盐、味精调味即可食用。

功效

党参补肺气，老鸭有滋阴的作用，熟地黄有滋肺阴的作用。再配上止咳化痰的杏仁、川贝，使这道汤有益气补肺、止咳化痰的功效。可用于肺气阴虚导致的干咳少痰，甚至无痰等症。

"呼"字功，补脾气

呼（hū），音同"忽"。

撮口像管的形状，舌放在中央，两侧向上微卷（图①）。

呼气，同时念"呼"字，足大趾轻轻点地，随即放开。双手掌心向内由冲门穴处起向上提，逐渐变掌心向上到膻中穴（图②），左手外旋上托到头顶（注意沉肩），同时右手内旋向下按到冲门穴处（图③），呼气尽。吸气时，左臂由内旋变为掌心向内，从面前下落（图④），同时右臂回旋，变掌心向里并向下压，双手在胸前相交，左手在外，右手在里

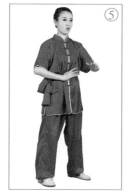

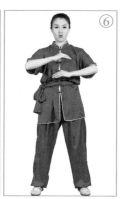

（图⑤），双手内旋下按到腹前（图⑥），自然垂于体侧。双手重叠，放置于下丹田，稍微休息一下，再以同样的动作右手上托，左手下按，做第二次"呼"字功。左右手交替共做六次为一遍，调息，恢复自然站立姿势。

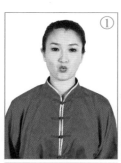

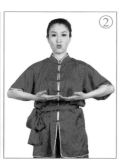

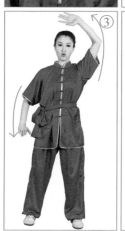

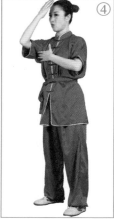

经络走向 当念"呼"字时，足大趾稍微用力，则足太阴经气由足大趾内侧的隐白穴起，沿大趾赤白肉际上行，经过大都穴、太白穴、公孙穴、内踝穴上三寸胫骨内侧后缘到三阴交穴，再上行过膝，由腿内侧经血海穴、箕门穴，上至冲门穴、府舍穴入腹内，属脾脏，络胃腑，挟行咽部连于舌根，散于舌下。注到心经之脉，随手势高举之形直达小指尖端的少冲穴。

补益原理 "呼"字功是补脾的功法。由于脾胃是气血生化之源，脾气健运，肺气也会相应地得到补充。这种在肺气虚时培补脾的治法就叫"培土生金"。所以，这套功法对肺气虚的人也有比较好的补益作用和调节功效。

暖肺阳，逐寒痰

肺阳虚是由咳嗽日久、阳气不足或者本身就是寒性体质，再感寒邪导致的。肺阳虚有咳嗽、哮喘、容易感冒、声音低微等肺气虚的典型症状，还有阳气不足表现的怕冷、四肢发凉、水肿等症状。肺阳虚还有一些特征性的表现。

◎**咳痰清稀甚至如沫**：肺阳虚，会使体内的津液不能充分化生而导致寒痰。寒痰日久不化便聚集成为清稀的痰沫。

◎**背寒如掌大**：肺阳不足，则体内寒气停留，就会导致水饮内生，从而进一步阻止寒气到达背部，因此背部出现犹如巴掌大的发凉部位。

◎**口不渴**：肺阳虚并没有伤及人体的津液，所以不会出现口渴的症状。

◎**舌质淡胖，苔白滑润，脉迟缓或迟弦**：肺阳不足，体内水饮停留，表现在舌象上就是淡胖舌，苔白滑，像有水覆盖一样。

补益食疗方

麻黄干姜粥

材料 麻黄、干姜各6克，甘草3克，粳米100克，葱白段适量。

做法 ❶把粳米淘洗干净，备用。

❷把麻黄、干姜和甘草放到砂锅中，加适量清水煎煮，去渣滤汁。

❸在锅内加粳米和适量水，大火烧开，转小火熬煮，粥成时撒入葱白即可。

功效

有温肺止咳的作用，可作为寒哮的辅助疗法。

提振肺阳的护胸运动

穴位 ❶**捶胸**：双手握拳，先用左拳捶右胸，再用右拳捶左胸，各200次。

❷**拍胸**：五指并拢，手掌微屈，用掌拍击胸部。

❸**擦胸**：两手搓热，先用右手自上而下平擦胸部，使胸部微热；再两手呈爪状，分别从上而下在两侧胸部梳理，反复10次。

补养功效 这套以按摩和击打并重的护胸养生法，既可抗邪防病、强身健体，还能宽胸顺气、活血提神、延缓衰老。

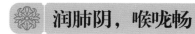

润肺阴，喉咙畅

肺阴虚多由咳嗽日久伤及人体的肺阴，或是肺结核侵袭肺脏，或发热性疾病后期阴液损伤所导致。肺阴虚有阴虚证的一般表现，比如形体消瘦、午后潮热、五心烦热、盗汗、两颧泛红如妆、舌红少津、脉细数等。这些症状的机理在前面已经说过，我们主要看看肺阴虚的特殊临床症状。

◎**咳嗽无痰或痰少而黏，甚至痰中带血：**肺阴不足，会使肺失去阴液的濡养，阴阳失去平衡，虚热内生。肺被虚热所蒸腾，气机会发生上逆从而出现咳嗽的症状。生活经验告诉我们，如果液体下有热火烧灼，液体就会浓缩，体内的津液被虚火所烧灼，就会浓缩成痰液。并且肺阴虚，阴液本身就不足，所以痰会少而黏，甚至无痰。虚火如果伤及到肺络，会导致血液外溢，血液和痰液混合，就会出现痰中带血的症状。

◎**口咽干燥：**肺通过气管和咽喉相连，肺的阴液濡养咽喉。肺阴不足时，咽喉不能得到肺的津液的濡润，就会出现口咽干燥的症状。

◎**声音嘶哑：**这是咽喉干燥的严重情况，会使咽喉的功能严重受损，以致出现声音嘶哑的症状。

补益食疗方

杏仁梨糖粥

材料 杏仁10克，粳米100克，梨1只，枸杞子适量。

调料 冰糖15克。

做法 ❶把杏仁去皮、尖；粳米淘洗干净；梨洗净，去皮、核、切成大颗粒状；冰糖打碎成屑，备用。

❷把粳米、杏仁和梨放到锅内，加适量清水，大火烧开，再用小火煮。

❸40分钟后，放入枸杞子和冰糖，搅匀即成。

功效

杏仁有祛痰止咳、平喘、润肠的功效。梨含有人体所必需的多种矿物质和维生素，并且具有益肺、顺气、止咳、解渴、消暑的作用。这道粥具有润肺止咳的功效，适用于肺心病、咳嗽及肺阴不足者，症见咳嗽无痰或痰少而黏，口咽干燥，声音嘶哑等。

百合杏仁粥

材料 鲜百合、红小豆各50克，杏仁10克。

调料 白糖适量。

做法 ❶把杏仁去皮，洗净，打碎；把红小豆淘洗干净，备用。

❷在锅内放入适量清水、红小豆，先用大火煮开，再用小火煮至半熟。

❸把百合、杏仁、白糖加到锅中，煮至粥熟即可。

功效

百合有很好的滋阴润肺、止咳、清心安神的作用；杏仁能止咳平喘；红小豆能清热利湿。三物相配，有润肺止咳、清心安神的作用。可用于病后虚弱、肺阴不足导致的咳嗽无痰甚至痰少的症状。

糯米饭

材料 糯米100克。

调料 冰糖1小匙。

做法 ❶把糯米淘洗干净，在锅中加适量清水，先用大火烧开，再用小火煮成糯米饭。

❷另起一锅，加入适量清水，再放入冰糖，熬汁，浇在饭上。

功效

糯米有补肺益气的功效，但是力量比较微弱，所以比较适合小儿。糯米饭可用于小儿肺气虚弱导致的咳嗽少痰、无力、急喘等症。

改善肺阴虚咽痛的按摩法

穴位 合谷、列缺、天突、鱼际。

定位取穴 合谷在手背，第1、第2掌骨间，当第2掌骨桡侧的中点处。列缺在前臂桡侧缘，桡骨茎突上方，腕横纹上1.5寸处。天突在颈部，前正中线上，胸骨上窝中央。鱼际在第1掌指关节后凹陷处，约在第1掌骨中点桡侧，赤白肉际处。

按摩方法 第一种方法，用大拇指指端罗纹面或偏峰轻柔地着力于穴位上。腕部放松、沉肩、垂肘、悬腕，肘关节略低于手腕，以肘部为支点，前臂做主动摆动，带动腕部摆动和拇指关节做屈伸活动。第二种方法，用大拇指和食指、中指相对用力，在这些穴位上进行节律性提捏。第三种方法，用手掌的大鱼际或掌根食指、中指指端在穴上按揉。

补养功效 经常按摩这四组穴位，可以滋养肺阴，对于咽喉肿痛、咽部干痒、声音嘶哑等症状都有很好的改善作用。

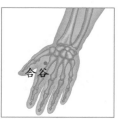

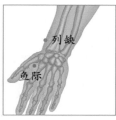

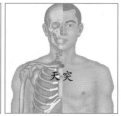

补肾强腰，壮阳益精

 ## 肾气振，腰力强

鉴别肾气虚的要点

　　肾气虚多是由于年老以后肾气亏虚，或者年幼时肾气没有完全充实，或青年时房事过于频繁，或病程日久伤肾所致。肾气虚的表现为下列症状。

◎ **腰膝酸软**：腰为肾之府，也就是腰要受到肾的濡养才能保持健壮。腰部的一些疾病多与肾有关，尤其是成年女性比较常见的腰酸。腰酸在很多肾的虚证中都可以见到，肾气虚的情况也不例外。与腰酸相伴的还有腿酸腿软，腿经常有酸软无力的感觉。这是由于肾主骨，在肾气虚的情况下骨骼得不到肾气的濡养，便会出现腿部酸软的症状。

◎ **小便频数、小便失禁或者遗尿、夜尿频多**：肾与膀胱相表里，膀胱排尿也要受到肾气的固摄作用，使尿液不至于过多。在肾气虚的情况下，膀胱失去肾气的固摄作用会出现小便的异常，导致小便次数多、质清稀，严重的情况下会小便失禁。尿液不自觉地流出，被称为"遗尿"。这是由于排尿机能无力，尿液不能全部排出，即尿后仍有点滴尿液留存。在夜间，阴气比较盛，阳气相对衰少，肾气不足者很容易夜尿次数频繁、量多。

◎ **遗精**：肾为先天之本，也就是指人体生下来就秉承了父母的先天精气。并且肾又与人体的生殖机能有着密切的联系，肾气充足，才能使人的生殖系统充分发育，男性才能产生精液。男性的遗精指精液不因性交而自行泄出，分为生理性遗精和病理性遗精。生理性遗精是指没有结婚的青年或者结婚后分居，无性交的射精。他们的阴茎勃起功能正常，可以在睡梦中遗精，也可以不在睡梦中遗精。一般2周或更长的时间遗精1次，不会引起身体任何不适。病理性的遗精是指遗精发生的次数频繁，几天发生1次或一个月内发生4次以上，或者结婚后男子有了规律的性生活但仍然发生频繁的遗精；或者仅有性欲观念就出现遗精或滑精的情况。这都是因为肾气虚而引起的。在正常的情况下肾气对精液有固摄作用，但是肾气虚时，会失去对精液的固摄作用，从而导致遗精。

◎ **早泄**：早泄是指男性的射精发生在阴茎进入阴道之前或者进入阴道的时间比较短，在女性还没有达到性高潮，且性交时间短于2分钟，提早射精的情况。肾气虚时，失去对精液的固摄，就会出现这种情况。

◎ **女性带下清稀，胎动易滑**：肾气充足，女性才能产生正常的月经、白带，才能正常地孕育胎儿，顺利生产。肾气虚时，对带脉的固摄能力也降低，体内的水湿会下注，出现带下清稀的症状。胎儿要受任脉的充养和肾气的固摄，肾气虚时，任脉得不到充养，胎儿失去固摄，女性就会出现先兆流产以及各种流产的症状。

◎ **听力减退**：肾开窍于耳，耳要受到肾气的充养才能发挥正常的功能。肾气不足时，气血不能上充于耳，听力便会减退。这种情况在老年人中比较多见，也就是说老年人的听力下降多与年老肾气亏虚有关。

◎ **舌淡苔白，脉沉弱**：肾气不足，舌体失去濡养，便会出现舌淡苔白的舌象；脉气鼓动无力，便会出现沉弱的脉象。

补益食疗方

栗子山药猪蹄汤

材料 鲜栗子26颗，山药50克，猪蹄1对，红枣4颗，生姜3片。

调料 盐、酱油各适量。

做法 ❶ 把栗子去掉壳、皮、衣，取肉，略捣碎；山药洗净，切块，红枣洗净去核，都用清水稍微浸泡几分钟。

❷ 把猪蹄洗净，去毛，并且斩为大块，用刀背稍敲裂，然后放入沸水中氽烫。

❸ 把栗子、山药、红枣、生姜、猪蹄一起放进砂锅中，加入适量清水，先用大火烧开后，再改小火煮约2小时，加入适量盐便可。猪蹄、栗子可捞起拌入酱油佐餐用。

功效

猪蹄味甘、咸，性平。《随息居饮食谱》中记载，猪蹄能"填肾精而健腰脚"。栗子性温，味甘，入脾、胃、肾经。《名医别录》中记述："栗子主益气，厚肠胃，补肾气。"两者配以脾肾双补的山药，能加强其补脾胃、健肾气、补腰膝、缩小便的功能。所以，这道汤不但汤味醇香鲜美，而且有补肾气、益腰膝、养肠胃、止泄泻、缩小便的功效，是男女老少皆宜的汤品。可用于肾气虚引起的腰酸腿软、小便频数、遗尿、夜尿频多、腹泻、阳痿、早泄、带下清稀等。

"吹"字功，补肾气

发音 吹（chuī）读"炊"。

口型 撮口，两嘴角向后咧，舌尖微微向上翘起（图①）。

动作 呼气，同时读"吹"字，双臂从体侧提起，双臂向后，双手手背在腰部擦搓3次（图②），双手经长强穴、肾俞穴向前画弧，到达肾经之俞府穴处，像抱球一样双臂撑圆，双手指尖相对（图③），身体下蹲，双臂随之下落，呼气尽时双手落于膝盖上部（图④）；在呼气念字的同时，足部五趾抓地，足心空像在泥地里行走一样，引足少阴肾经之气从足心上升。下蹲时身体要保持正直，膝盖不要过足尖，下蹲高度直到不能提肛为

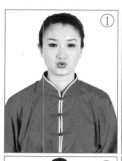
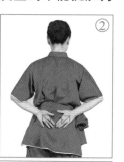
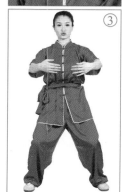
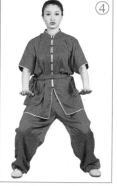

止。呼气尽。随吸气之势慢慢站起，双臂自然下落于身体两侧。

双手重叠，放在下丹田，稍微休息一下，再重复做，共做6次，调整呼吸，恢复预备式。

做"吹"字功时可能会出现手心和中指气感较强的现象。

经络走向 当念"吹"字时，五趾抓地，足跟着力，足少阴肾经之经气从足心涌泉穴上升，经足掌内侧沿内踝骨向后延伸，过三阴交穴经小腿内侧进腘窝内侧，再沿大腿内侧股部内后缘通向长强穴、脊柱，进入肾脏，下络膀胱；上行之支脉进入肝脏，穿横膈膜进入肺中，沿喉咙到达舌根部；另一支脉从肺出来进入心脏流注胸中和心包经相接，经天池穴、曲泽穴、大陵穴、劳宫穴到中指尖之中冲穴。

治病原理 肾是寒水之经，在四季中与冬季相应，古人说，吹以驱寒，所以用"吹"字功可以固肾。本套功法可用于肾气虚导致的多种症状，包括：侧耳内像蝉一样的鸣叫，听力减退；骨质脆，容易骨折，行动站立没有力度；牙齿松动脱摇；头发干枯，容易脱落；看东西模糊、散光、近视、老花等目疾；腰疼、腿软无力；膝盖酸痛，屈伸不太容易；男性的遗精或阳痿、早泄；女性的子宫虚寒、女子带下、月经不调、白带增多、足心发热而下肢发冷。

壮肾阳，身不寒

肾阳虚是在肾气虚的基础之上进一步发展而来。肾阳虚与肾气虚一样，有腰膝酸软、舌淡苔白的症状。还有阳虚证的一般表现，比如怕冷、四肢发凉。除此之外，肾阳虚还有一些特殊性的表现。

◎**阳痿不举**：肾阳不足，生殖机能会降低，男性易出现阳痿不举，不能正常进行性交活动的症状。

◎**宫寒不孕**：肾阳虚时，女性的胞宫失于温煦，局部的气血运行不利，会出现疼痛、下腹坠胀的感觉。这种疼痛在温暖的环境下如果用热水袋焐一焐会缓解，因为这样会使局部的气血运行变得通畅。胞宫失于温煦以后，机能也相对低下，出现月经不正常（月经延后，量少有血块，甚至月经停闭不行）的情况。肾阳虚，寒湿下注，会导致白带清稀量多的情况。胞宫机能低下，严重者可导致不孕。

◎**大便久泻不止，完谷不化，五更泻**：脾胃正常的消化功能要依靠肾的温煦。当肾阳不足时，脾胃的消化功能会受到影响，出现久泻不止，泻下的都是不消化的食物。自然界的阳气在黎明之前最弱，人体这时候如果元阳也就是肾阳不足，会出现腹泻的症状。因为这个时间段也就是凌晨3～5点，大致相当于古代打更时的五更时分，所以叫做"五更泻"。

◎**水肿，腰以下为重**：肾阳虚时，阳气的气化功能受到影响，体内的水液会停留而排不出体外，成为废液。这种废液过多地聚集，到达肌肤会成为水肿。水有向下流的趋势，并且肾处在下焦，肾阳虚时，腰以下的身体部位失去肾的温煦作用，水肿现象就比较严重。

◎**腹部胀满，心悸，咳喘**：肾阳虚时，过多的水液停留，阻滞气机的运行。腹部气机不利，人会出现腹部胀满的情况。水液侵犯心肺，会出现心悸、咳嗽、气喘的症状。

◎**面色苍白或黧黑**：肾阳虚时，气血运行不利，不能上达到头面部，会出现面色苍白并且虚浮于外的症状。肾阳极度虚衰时，浊阴之邪弥漫于肌肤，会出现面色暗黑，像烟熏一样没有光泽。

补肾羊腰粳米粥

材料 羊腰（去掉上面的油脂块）1对，草果、陈皮、砂仁各6克，粳米50克，生姜、葱各适量。

调料 盐适量。

做法 ❶把草果、陈皮、砂仁洗净后用纱布包好，制成药包；粳米淘洗干净；葱洗干净，切末；生姜洗净，切末；羊腰处理干净，备用。

❷把羊腰与做法❶中的药包加适量清水一起放入锅中，先用大火煮开，再用小火熬煮。

❸煮到汤成时取出药包，放入粳米、姜末、葱末、盐继续熬煮，煮到粥熟即可。

功效

这道粥膳有补肾益精、壮肾阳、益胃的功效。可适用于脾肾阳虚而导致的腰疼腿软、腹胀、久泻、五更泻等症者。

改善肾阳虚的按摩法

穴位 肾俞、志室、命门、关元、气海、大赫、气海俞、关元俞。

定位取穴 肾俞在腰部，第2腰椎棘突下，后正中线旁开1.5寸。志室在第2腰椎棘突下，后正中线旁开3寸。命门在腰部，在后正中线上，第2腰椎棘突下凹陷中。气海俞在腰部，第3腰椎棘突下，后正中线旁开1.5寸。

关元俞在腰部，第5腰椎棘突下，后正中线旁开1.5寸。关元在下腹部，前正中线上，在脐中下3寸。气海在下腹部，前正中线上，在脐中下1.5寸。大赫在下腹部，脐中下4寸，前正中线旁开0.5寸。

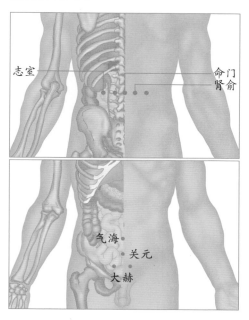

按摩方法 用手掌的大鱼际、掌根或小鱼际附着在肾俞、志室、命门、气海俞、关元俞等穴位上，进行直线来回摩擦，以横向为主。并用手掌大鱼际或掌根吸定于关元、气海、大赫上，腕部放松，以肘部为支点，前臂做主动摆动，从而带动腕部做轻柔缓和的摆动。

补养功效 通过与肾相关的穴位及肘关节和腕关节的运动，可以强肾壮阳、补益体虚。

滋肾阴，虚火少

肾阴虚是由肾气虚进一步发展而来，所以肾阴虚也有肾气虚的腰膝酸软的症状。另外，肾阴虚也有一般的阴虚证的表现，如形体消瘦、潮热盗汗、五心烦热、咽干口燥、两颧泛红、尿黄、大便干结、舌红少津、脉细数等症状。除此之外，肾阴虚还有一些特征性的表现。

◎出现黄褐斑：肾阴不足会导致皮肤得不到滋养，容易在颧部出现蝶形的黄褐斑或黑斑。

◎腰膝酸软，四肢无力：肾阴不足会导致经脉不通，引起腰膝酸痛、四肢无力。

◎女性经少闭经、崩漏：肾阴虚的情况下，经血的来源不足，就会导致女性的月经量少，严重的会导致闭经。阴虚的情况下，阳气病理性的亢盛，虚热会导致血液异常的流动，以及月经期短时间大量的出血，在非月经期间的经血淋漓不止，这就是崩漏。

◎眩晕耳鸣：脑髓的充养也要依靠肾的充盛，在肾阴虚的情况下，脑髓得不到及时的充养，便会出现头晕耳鸣的情况。

◎失眠多梦：心在五行中属火，肾在五行中属水。我们都知道，火是热的，水是寒的。在正常情况下，心火下达到肾，使肾水不至于过度的寒凉；肾水上达到心，使心火不至于过度的亢盛，这就是心肾相交的生理状态。在肾阴虚时，肾的虚火上扰于心，会导致心火偏亢、心神不宁，进而出现失眠多梦的症状。

◎男性的阳强易举，遗精：当肾阴虚时，人体的阴阳失去平衡，容易产生内热。肾又与人体的生殖功能密切相关，当这种内热波及到男性生殖机能时，就会出现生殖器异常勃起，并且勃起后常常伴有疼痛感。这种虚热扰动储藏精子的精室时，便会出现遗精。

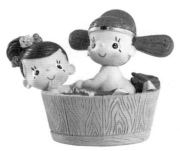

● 根据自己的身体状况选择房事频率

猪腰萝卜双花粥

材料 猪腰1对，胡萝卜1根，菜花200克，西蓝花50克，洋葱50克。

调料 高汤3000毫升，盐、味精、香油、酱油各适量。

做法 ❶把猪腰对半剖开，去掉内部白色筋膜、腰臊，洗净后切成3厘米长的段。

❷把胡萝卜去皮，切成滚刀块；洋葱洗净，切成块；菜花、西蓝花洗净，切成小朵，备用。

❸把锅放在火上，倒入适量油，加热。油热后，下洋葱炒软，再依次下入猪腰段、胡萝卜块、酱油拌炒，倒入高汤用大火煮沸，下菜花、西蓝花及盐、味精，用小火煮至入味，淋上香油即可。

功效

这道粥有补肾强腰的功效，比较适合肾阴虚诸证。

枸杞子瘦肉汤

材料 枸杞子20克，猪瘦肉100克，生姜、葱各适量。

调料 盐适量。

做法 ❶把枸杞子择去杂质，洗净；猪瘦肉洗净，切小块；葱洗净，切段，生姜洗净，切片，备用。

❷在炖锅内加入清水适量，将猪瘦肉块、姜片、葱段、盐放到锅内，先用大火烧开，再用小火炖熬30分钟，再加入枸杞子，至猪瘦肉块熟后即可。

功效

枸杞子有滋肝肾阴、明目的功效；猪肉可以滋阴补五脏。两物相配，有补肝益肾、明目的功效。可用于肝肾亏虚导致的视物不明、腰膝酸软等症。

滋阴补肾的腰眼按摩法

穴位 腰眼。

定位取穴 在横平第4腰椎棘突下，在后正中线上，旁开3.5寸凹陷处。

按摩方法 双手握拳，手臂往后，用两拇指的掌关节突出部位自然按摩腰眼，向内做环形旋转按摩，逐渐用力，以感到酸胀感为好，持续按摩10分钟左右，早、中、晚各1次。

补养功效 腰为肾之府，常做腰眼按摩，可防治中老年人因肾亏所致的腰肌劳损、腰酸背痛等症。

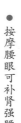

按摩腰眼可补肾强腰

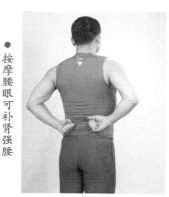

肾精足，衰老慢

肾精亏虚多是由于出生时秉受父母的精气不足，导致的先天发育不良，或者是过度的性行为，或者是病程日久伤肾所导致。肾精亏虚主要是以儿童的生长发育迟缓和成人的生殖机能减退以及早衰为主要症状。

◎**儿童的生长发育迟缓，身材矮小**：肾藏精，是人体生长发育的根本，也就是说人体的生长发育依靠肾精的充养。当肾精不足时，不能化生气血，充养人体的肌肉和骨骼等组织，所以会出现比同龄儿童生长发育迟缓、身材矮小的情况。

◎**儿童的智力和动作迟钝**：脑髓的充养也要依靠肾精的充足。当肾精不足时，脑髓得不到充养，会出现智力比同龄儿童低，动作比同龄儿童迟钝的情况。别的儿童可能都会走了，肾精不足的儿童可能才会爬。

◎**儿童的囟门迟闭，骨骼痿软**：骨髓的充养同样依靠肾精的充足。当肾精不足时，骨髓不能及时填充，会出现骨骼痿软的情况，走路摇摇摆摆。儿童的前囟门一般在2～4个月闭合，后囟门一般在1周岁左右，最晚不超过18个月闭合。当肾精不足时，儿童的囟门也会闭合得比同龄人晚。

◎**男性精少不育，女性经闭不孕，性机能减退**：当肾精亏虚时，男性的精子会相对减少，女性的月经量也会减少，严重者会导致经闭，进而会导致不孕不育症。肾精充足也是维持性机能的物质基础。肾精不足时，人就会出现性冷淡、阳痿等性机能减退的症状。

◎**成人脱发**：肾其华在发，也就是头发要依靠肾精的荣养。当肾精不足时就会出现成人过早脱发的情况。

◎**成人耳聋耳鸣，健忘恍惚**：肾开窍于耳，当肾精亏虚时，不能充分荣养于耳，会出现不自觉的耳鸣，严重者出现耳聋。肾生髓并且脑为髓海，当肾精亏虚时，脑海空虚，会出现容易忘事、精神恍惚的症状。

◎**动作迟缓，足软无力，精神呆滞**：肾主骨，当肾精不足时，骨骼的协调性及力度就会下降，从而出现动作迟缓、足软无力的症状。肾精亏虚，脑髓得不到肾精的及时充养，会出现记忆力、思考能力下降及精神呆滞的症状。

海参粳米粥

材料 海参20克，熟火腿10克，粳米100克，葱适量。

调料 盐适量。

做法 ❶ 把发好的海参漂洗干净，切成1厘米见方的丁；熟火腿切末，备用；粳米淘洗干净；葱洗净，切末，备用。

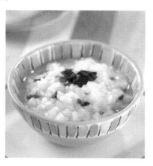

❷ 在锅中放入清水适量，加入海参丁、粳米，先用大火煮沸，再用小火熬煮。待粥快要煮成时，在锅内加入盐及葱末拌匀，最后撒上熟火腿末，续煮至粥熟烂即可。

功效

这道粥有补肾益精、固本培元的作用，可用于精血亏损导致的虚弱羸瘦、性功能减退、遗精、小便频数、老年体衰等症。

首乌骨髓红枣粥

材料 制首乌、羊胫骨的骨髓各10克，红枣30颗，粳米100克。

做法 ❶ 把红枣洗净，去核；粳米淘洗干净，备用。

❷ 把制首乌放到砂锅中，加清水，大火烧开，转小火熬煮40分钟，去渣后把药液放到锅中，放入红枣、粳米及羊骨髓，大火烧开，再用小火煮成粥即可。

功效

这道粥有滋补脾肾、填精补髓的功效。可用于中老年人脾肾不足引起的身体瘦弱、倦怠无力、腰酸腿软、头晕目眩、耳鸣耳聋、脱发等症。

强肾健身操

练法 ❶ 端坐，双腿自然分开，与肩同宽，两手屈肘侧举，手指伸向上，与两耳相平。然后，两手上举，以两肋部感觉有所牵动为度，随后复原。连续做3～5次为一遍，每日可酌情做3～5遍。做动作前，全身应该放松。双手上举时吸气，复原时呼气，且用力不宜过大。

❷ 端坐，左臂屈肘放双腿上，右臂屈肘，手掌向上，做抛物动作3～5遍。做抛物动作时，手向上空抛，动作可略快，手上抛时吸气，复原时呼气。

❸ 端坐，双腿自然下垂，先慢慢左右转动身体3～5次。然后，双脚向前摆动10余次，可根据个人体力，酌情增减。做动作时全身放松，动作要自然、缓和，转动身体时，躯干要保持伸直，不宜俯仰。

补养功效 此动作可活动筋骨、畅达经脉，对年老体弱、气短者有缓解作用。

脑力足，精神佳

补髓海之气，励神醒脑

鉴别髓海不足的要点

◎ **头晕目眩，耳鸣**：髓海不足多由于精血不能荣养头面导致。此时，在头面部的一些官窍也得不到气血的充养而出现一些机能低下的表现：整日头昏昏沉沉，总觉得周围的东西在转动，像坐在轮船上；耳朵里面总是觉得有鸣叫声，并且觉得这种鸣叫声像知了叫一样低微细长。

◎ **记忆力差或善忘**：髓海不足时，脑的机能便下降，会出现记忆力不好，好忘事，丢三落四的症状。

◎ **失眠，精神倦怠**：当髓海不足时，精神不能得到精微物质的充养，便会出现精神疲倦的症状。这时，人的神气虚浮于外，因此也容易出现难以入睡的情况。

◎ **头摇肢颤**：髓海不足时，头部的经脉得不到营养物质的充养，便会出现经脉的紧张拘急，不自觉的摇动的症状。同时，脑对肢体活动的统摄能力也下降，出现肢体震颤的症状。

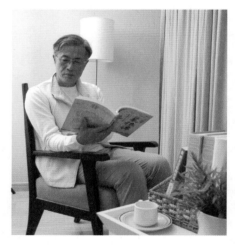

● 平时多看书，是锻炼大脑机能、提高记忆力的一个方法

◎ **下肢酸软，小便不利**：髓海不足多与肾精气的不足有关。当肾的精气亏虚时，下肢失去肾精的充养，出现酸软无力的症状。肾精不足时，对膀胱的统摄能力下降，出现小便不利的情况。

◎ **语言错乱，哭笑无常**：当髓海不足比较严重时，会影响人体的语言和神志的调控机制出现异常，出现前言不搭后语、哭笑无常等症状。

蜂蜜核桃薏米粥

材料 薏米约200克，核桃仁60克，黑芝麻30克，枸杞子适量。

调料 蜂蜜、白糖、湿藕粉各适量。

做法 ❶把核桃仁洗净，掰成小块，黑芝麻、薏米洗净，沥干水分。

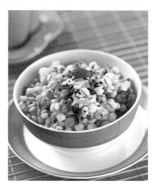

❷在锅内加入清水，放入核桃仁、黑芝麻、薏米、白糖，先用大火烧开，再改用小火煮到薏米酥烂，再用大火煮，加入蜂蜜和枸杞子，用湿藕粉勾芡即成。

功 效

核桃仁有比较好的补肾健脑的作用，黑芝麻有比较好的补肾作用。常服此粥可改善髓海不足引起的健忘、头晕等症。

特效穴位按摩法

穴位 涌泉。

定位取穴 足底前部凹陷处，第2、第3趾趾缝纹头端和足跟连线的前1/3和后2/3交界处。

按摩方法 采取舒服的坐姿，把左脚放在右脚上，用右手按住足脚跟。用左手大拇指指腹揉按左脚底部的涌泉。正反方向各揉按36次。然后换右脚，像前面一样在右脚底部涌泉正反方向各按摩36次。按摩时左右两手用力要一致，力度适中。

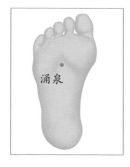

涌泉

补养功效 涌泉是肾经的起始穴位，相当于肾经的源头。肾是人的先天之本，按摩涌泉就相当于激活生命的活水源头，具有强壮筋骨、益精填髓、补肾健脑的功效。肾精一旦充足，人就会头脑清醒、耳聪目明、思维敏捷，所以按摩涌泉穴对于改善肾经亏虚而致髓海不足引起的记忆力减退、健忘、耳鸣、头晕目眩等症有比较好的效果。

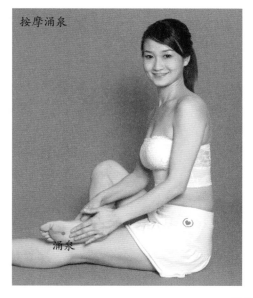

按摩涌泉

涌泉

缓解脑疲劳，为大脑减压

脑疲劳是在长时间或强度过大的脑力劳动过程中，脑细胞活力受到抑制，出现的一种慢性疲劳综合征。

对于年轻人来说，脑疲劳是造成进入老年后髓海不足的重要原因。把奋斗目标定得过高，无形中给自己过大的压力。当自己与目标差距较大时，会加班加点地工作，不分白天黑夜地辛勤劳作。因缺少休息放松的时间，导致长期的睡眠不足，再加上一些营养没有及时得到补充，很容易用脑过度，造成大脑的疲劳。同时，生活负担过重、情绪过分紧张都是导致脑疲劳的内在因素。

如果有下列2~4项情况时，是轻微脑疲劳，需要立即休息；有5项以上是重度疲劳，可能有疾病，应当马上去医院检查。

1.早晨醒来时懒得起床。

2.走路时抬不起腿。

3.不想参加社交活动，不愿与陌生人说话。

4.懒得讲话，声音细而短，有气无力。

5.坐下来以后不愿起来，时常发呆、发愣。

6.心理紧张、精神不振、情绪不宁、思维紊乱、情绪容易波动、注意力分散、头晕头痛等。

7.记忆力下降，反应迟钝。

8.提不起精神来，过分地想用茶或者咖啡来提神。

9.入睡困难，胡思乱想，易醒多梦。

10.不停打盹，四肢像抽筋一般。

11.说话、写作业、工作时常出错。

12.头昏、目眩、眼前冒金星、耳鸣、烦躁、易怒。

13.下肢沉重，休息时总想把脚架在桌子上。

14.口苦，食欲差，感觉饭菜没有滋味，厌油腻，总想在饭菜中加辣椒等刺激性调料。

赤龙搅海健脑法

练法 可在早晨起床后，也可以在三餐或睡前操作。两腿盘坐，放松，两手放于膝盖上。两眼正视前方，合口，

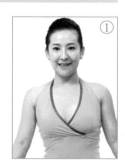

静养1~2分钟；把舌伸到牙齿外（但要在口唇内），由左向右、由上到下，顺时针搅动舌头36圈，再逆时针搅动36圈。此时，口中的津液增多，甚至满口，把津液分3次咽下，并用意念将唾液送至丹田（脐下3寸处）（图①）。

补养功效 古代养生家把唾液称为"口津""玉泉""神水""灵液""琼浆""玉醴"等，可见其十分受医家和养生学家重视。他们认为"赤龙搅海"聚清津而咽之，有润五脏、悦肌肤的作用，可使头脑清醒，精力充沛，并且能令人长寿不老。正如明代龚居中在《红炉点雪》中指出："津既咽下，在心化血，在肝明目，在脾养神，在肺助气，在肾生精。"这种说法直接指出吞咽津液的养生功效。

现代医学认为，唾液由腮腺、下颌下腺、舌下腺和小涎腺分泌。唾液中含有黏蛋白、球蛋白、氨基酸、溶菌酶、淀粉酶、激素等多种成分，具有清洁口腔、润泽黏膜、中和胃酸、帮助消化、修复胃黏膜及杀菌、降糖、抗癌、抗衰老等作用。又因为舌神经紧连大脑，经常转动舌头，可刺激大脑，防止脑萎缩，有助于预防老年痴呆症。

缓解脑疲劳的翻揉耳廓法

练法 头部水平摆放，头、肩、背要挺直，手指从前后夹着耳廓，第一下从耳廓的顶部开始，然后由内向外揉，将耳朵边缘外翻。第二下手放低一点开始揉，第三下再低一点揉。在翻揉耳廓的同时，还可以做打哈欠状，直至真的打出哈欠来。翻揉时，要轻柔地外拉，不要粗鲁地将耳朵弄疼，以耳廓轻微发红、发热为宜（图②）。

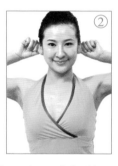

补养功效 清代著名医家王清任说："两耳听脑，所听之声归于脑。"可见耳部与脑部的关系是十分密切的。这套功法通过对耳部的按摩，来锻炼听觉，清醒头脑，增进记忆力。对学习、工作等用脑过度引起的头晕脑涨、记忆力减退等脑疲劳症状有较好的疗效。长期坚持练习本法，有健脑益智的作用。

肠液充，肠道通

 养肠液，防口臭

鉴别肠液不足的要点

◎ **大便秘结干燥，难以排出，常数日一次：** 大便排出体外需要依靠一定的津液的滋润。当大肠液亏时，大便中的水分变少，便会出现大便干结而难于排出体外的症状。

◎ **口干咽燥：** 当大肠的津液亏少时，口咽失去津液的濡润，便会出现口干咽燥的症状。

◎ **口臭头晕：** 大便日久不解时，污秽之气不能随大便下泻反而往上走到头部，便会出现口臭头晕的症状。

◎ **舌红少津，脉细涩：** 中医认为阴虚则阳亢，大肠液亏时，便会出现舌红少津的舌象。津亏时，脉道失去津液的充养，所以脉道细并且出现不太流利的涩脉。

补益食疗方

五仁粳米粥

材料 芝麻仁、胡桃仁、松子仁、核桃仁（去皮，炒）、甜杏仁各15克，粳米100克。

做法 ❶把五种仁一同碾碎，混合均匀；粳米淘洗干净。

❷把五仁的碎末和粳米放入锅中，加适量清水，大火烧开后转至小火慢慢熬成稀粥即可。

功效

> 这道粥有滋养肝肾、润肠通便的作用，对于治疗便秘、肠胃不适、痔疮等症状有显著疗效。

改善便秘的腹部按摩法

按摩方法 将两手摩擦生热，伸入到衣服内，以肚脐为中心，两手掌轻轻压揉腹部，依顺时针画圆100下。

补养功效 睡觉前按摩腹部，可以促进第二天早晨排便。

176

第六章

一年四季各有侧重的顺时补养方案

四季交替，四时寒热温凉的变化，是由一年中阴阳消长形成的。由春到夏是阳长阴消的过程，所以有春之温、夏之热；由秋至冬是阴长阳消的过程，所以有秋之凉、冬之寒。

人类作为自然界的一部分，不能违背客观规律，而要顺应四时的变化来调节人体，以达到阴阳平衡、经络通达的保健目的。

春季重在养肝补阳

　　春季，是指我国农历的立春到立夏这一段时间，即农历正月、二月、三月，包括了立春、雨水、惊蛰、春分、清明、谷雨6个节气。春回大地，冰雪消融，万物复苏，柳丝吐绿，大自然一片欣欣向荣的景象。同时自然界阳气也开始升发。面对如此美丽的春天，我们应采取怎样的养生措施呢？

春季应遵循养阳防风的原则

　　春季补养应遵循"养阳防风"的原则。春季，人体阳气顺应自然，向上向外疏发，因此要注意保存体内的阳气，凡有损伤阳气的情况都应注意避免。

春季补养的要点

◎ **谨防流行病**：春季多风，而风邪是春季疾病外感因素的主要因素之一，它可能引发各种流行性疾病，如感冒、白喉、麻疹、猩红热、流脑、水痘、扁桃体炎、肺炎等，所以春季要谨防流行病的发生。

◎ **适应气候变化**：春季是冬夏转换交替的季节，冷暖气流互相交争，时寒时暖，阴晴不定，天气变化无常。由于气候的不稳定，对气候敏感的人会有诸多不适病症出现，因此，体质敏感之人要注意起居调摄。外界气候变化对人体气血有显著影响，比如天寒时气血凝滞艰涩，天热时气血畅通易行。春天，

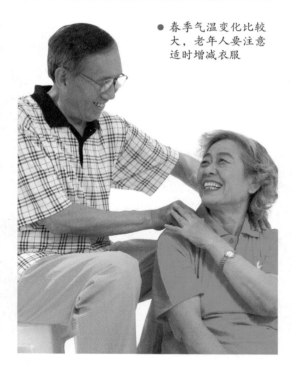

● 春季气温变化比较大，老年人要注意适时增减衣服

气候变暖，气血活动也随之增强，人体的新陈代谢活跃起来。对这样的变化，健康的人能够很快适应，体弱多病者以及老人和孩子则容易产生不适应病症，使旧病复发或病情加重，因此，这类人在春季疾病的防治上要早做准备。

春季适用的食补法

春季食补原则

◎ **养肝为先**：肝具有调节气血，帮助脾胃消化、吸收营养的功能以及调畅情志、疏理气机的功能。因此，春季养肝得法，将会带来整年的健康安寿。那么，春季养肝应该从哪些方面入手呢？在饮食方面，应多吃些温补阳气的食物，如葱、姜、蒜、韭菜、芥末等。研究表明，大蒜不仅有很强的杀菌作用，还能促进人体的新陈代谢，增进食欲，预防动脉硬化和高血压，还有补脑的作用。葱有很高的营养价值，同时还可预防呼吸道、胃肠道传染病。此外，饮食中应少吃寒性食品，如黄瓜、茭白、莲藕等，以免阻止阳气的升发。

◎ **多吃蔬菜**：经过冬季之后，人们会普遍地出现多种维生素、矿物质及微量元素摄入不足的情况。如春季比较多发的口腔炎、口角炎、舌炎和某些皮肤病等疾病，都是因为新鲜蔬菜吃得少而造成的营养失调所致。因此，春季到来时，人们一定要多吃蔬菜。早春季节，新鲜蔬菜较少，此时冬季冷藏、干制、腌渍、酱渍的蔬菜便可大派用场，如腌渍萝卜、生姜、洋葱、白菜、芥菜、辣椒、榨菜等。春季也可多吃些野菜。野菜吃法简单，可凉拌、清炒、煮汤、做馅，营养丰富，并且保健功能显著，如荠菜、马齿苋、蒲公英、车前草、榆钱、竹笋等。如今，大棚种植蔬菜的普及逐渐改变了以往春季新鲜蔬菜供应少的状况。在很多地方，菠菜、芹菜、油菜、茭白、莴笋、香椿、四季豆等新鲜蔬菜可以随时吃到。春季喝的汤，应以胡萝卜、白萝卜、海带、冬瓜、西红柿、竹笋为主料，再以鸡肝、猪

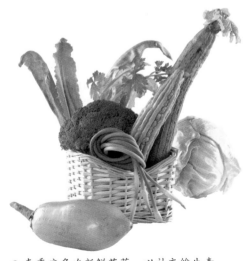

● 春季应多吃新鲜蔬菜，以补充维生素

肝、瘦肉丝等为辅料。汤以清淡、味鲜为宜。

◎ **增甘少酸：**春天，肝脏功能旺盛，如果再多吃酸味的食品，肝气会更加旺盛，从而导致脾胃的消化、吸收功能下降，影响人体健康。因此要少吃酸味食品，以防肝气过盛。春季宜吃甜品食物，以健脾胃之气，如红枣，性味平和，可以滋养血脉，强健脾胃，既可生吃，也可做枣粥、枣糕以及枣米饭。山药也是春季饮食佳品之一，有健脾益气、滋肺养阴、补肾固精的作用。山药既可做拔丝山药、一品山药、扒山药、水晶山药球等，又可做山药蛋糕、山药冰糖葫芦、山药豆沙包、山药芝麻焦脆饼等风味小吃，还可做山药红枣粥等粥膳。

◎ **多吃粥：**尽量在早餐或晚餐中进食一些温肾壮阳、健脾和胃、补气养血的保健粥，如鸡肝粳米粥、韭菜粳米粥、猪肝粳米粥等。

◎ **补充蛋白质：**春季，还要多吃一些优质蛋白质食物，如鸡蛋、鱼类、牛肉、鸡肉和豆制品等，以增强抵抗力。

常吃鸡肉，提高免疫力

春季的气温变化大，人体免疫力降低，容易患感冒。春季进补可以选择能提高免疫力、预防感冒的鸡肉。因为鸡肉的蛋白质含量高，并且容易被人体吸收利用，有增强体力、强壮身体的作用。

◎ **鸡肉的营养价值与保健功效：**鸡肉属高蛋白、低脂肪食品，所含的磷脂类物质对人体生长发育有着重要的作用，是我们日常饮食中脂肪和磷脂的重要来源之一。鸡肉中维生素A的含量也比其他肉类高出许多，同时氨基酸的含量也很丰富，可弥补猪肉、牛肉的不足。中医认为鸡肉性温，味甘，入脾、胃经，有温中益气、活血强筋、健脾养胃、补虚填精的功效。适合于营养不良、畏寒怕冷、疲劳乏力、月经不调、贫血、虚弱等人群食用。

◎ **鸡肉的食用方法指南：**鸡肉历来是人们餐桌上的常见食品。身体虚弱的人，可以吃鸡补养；产后调养，更是非鸡莫属。鸡肉的食用方法很多，比如蒸煮、炖汤、腌制、风干、冷食凉拌，各具风味。其中鸡汤的营养无疑是最好的，煮鸡汤也是人们进补的最佳烹饪方式。

◎ **正确喝鸡汤：**鸡汤能够有效地抑制人体内的炎症以及黏液的过量产生，有助于减少鼻腔的堵塞程度和喉咙的疼痛感，以及咳嗽的次数。同时鸡汤能缓解感冒的症状以及改善人体的免疫机能，这是因为鸡汤可以抑制黏液的产生。炖鸡汤时，经过长时间的煲汤过程，鸡汤里只含有从鸡油、鸡皮、肉与骨中溶解出来的水溶性小分子物质，除此之外就是油和热量，营养并没有想象中的多，而此时的鸡肉已经被炖得很烂，容易消化也利于营养吸收。所以，在喝鸡汤时也要吃点鸡肉，这才是科学有效的滋补方法。

◎**鸡肉与不同食材的搭配，有不同的食疗效果**：如鸡肉炒菜花可增强肝脏的解毒功能，提高免疫力，并可预防感冒和坏血病；母鸡炖何首乌可益肝强肾，滋阴养血；鸡肉枸杞子同炖可治疗头晕眼花、视力衰退等症。

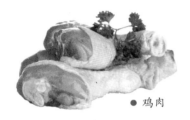

● 鸡肉

◎**鸡皮**：鸡皮存在大量的脂类物质，带皮的鸡肉称不上是低热量食品。很多人会在烹饪鸡肉前就将鸡皮去掉，其实这样做不仅会破坏鸡肉的美味，还可能将鸡皮所含的脂肪渗透到鸡肉中。因为在鸡皮和鸡肉间有一层薄膜，它在保持肉质水分的同时也可以防止脂肪的外溢。正确的方法是在烹制后去皮，既降低热量，又不影响鸡肉的美味。

排毒养肝，首选鸭血

春季养肝以食养为先，应多食用养肝护肝的食物。鸭血性平，营养丰富，可养肝血而治贫血，是养肝的最佳食品之一。

◎**鸭血的营养价值与保健功效**：鸭血也称"液体肉"，通常被制作成血豆腐，是最理想的补血佳品之一。鸭血富含铁，并且以血红素铁的形式存在，容易被人体吸收利用。多吃些带有鸭血的菜肴，可以防治缺铁性贫血，并且能有效地预防中老年人冠心病、动脉粥样硬化症等症。鸭血是人体污物的"清道夫"，可以利肠通便，清除肠道内的沉渣浊垢，对尘埃及金属微粒等有害物质具有净化作用，可以避免积累性中毒。鸭血含有维生素K，能促使血液凝固，有止血的功效。并且鸭血中的脂肪含量非常低，很适合血脂高的人经常食用。因此老人、妇女和从事粉尘、环卫、纺织、采掘等工作的人及贫血患者都应该常吃鸭血。

◎**鸭血的食用方法指南**：在我国，人们喜欢用鸭血制成血豆腐做菜肴，可以做汤，也可以爆炒，其中鸭血粉丝汤、韭菜炒鸭血都是非常受欢迎的美味佳肴。烹调时应该配有葱、生姜、辣椒等佐料用以去腥，另外也不宜单独烹饪。鸭血常和豆腐、黑木耳等一起烹制，不但味道鲜美，还能起到植物蛋白和动物蛋白营养互补的作用。

芹菜双米粥

材料 芹菜200克，粳米、小米各50克。

调料 盐少许。

做法 ❶把芹菜去除根部，洗净，切成碎末。

❷把小米淘洗干净，先用清水浸泡20分钟，捞出；粳米淘洗干净，用清水浸泡30分钟。

❸将粳米、小米一起放到锅中，加适量的清水，用大火煮开，再用小火慢慢熬粥。

❹粥快煮熟时，再放入芹菜末续煮至熟，加入盐调味即可。

功效

芹菜具有平肝健胃、清热解毒、利水消肿的功效，能够治疗头痛、头晕、高热烦渴、黄疸、水肿、小便不利，女性的月经不调、赤白带下等病症。这道芹菜双米粥具有清热解毒、降血压的功效，适合有以上症状者食用。但要注意的是，芹菜性凉，脾胃虚弱、经常腹泻者不适合食用此粥。

香葱鸡粥

材料 鸡胸肉200克，葱2根，小米50克。

调料 橄榄油、白糖、盐各1小匙，醪糟2小匙。

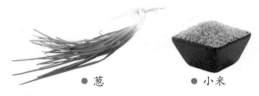

● 葱　　　　● 小米

做法 ❶把葱洗干净，去除根部及老茎，取葱白部分，切成长段；鸡胸肉洗净，切方丁，放到碗中，加调料拌匀并腌20分钟。

❷把小米淘洗干净，放到锅中，加适量清水，用大火煮开，再转小火煮到熟烂成稀粥。

❸把煮好的稀粥加鸡胸肉丁，用大火煮开，加葱段，再转用小火加盖焖煮3～5分钟即可。

功效

葱具有增进食欲、提升阳气的功效，鸡肉、小米同煮成粥，可以提高人体免疫力，非常适合春天食用。

来自老中医的养生小知识

吃葱有讲究

农历正月生长出来的葱，由于气层和土壤的关系，不再只是调料，而是特殊的补品，它可以帮助人体机能的恢复。贫血、低血压、怕冷的人，多吃正月葱，可以充分补给热量。眼睛容易疲劳、充血、失眠的人，只可以吃正月的葱。过了正月生长的葱刺激性强，补养作用远远不如正月葱。

春季适用的药补法

　　春季养生，药物养生是一个重要的组成部分。中医认为，春季适时适量地服用一些补养中药，可以调节机体，预防疾病。古人还有立春服"蔓菁汁"的习俗，所以药物养生是不容忽视的。

◎ **药膳为先**：春季药膳一般适合采用益气升发、养阴柔肝、疏泄条达的药物，配合相应的食物来调养。在选用药物时应该避免过于升散，也要避免过于寒凉。春季养生药膳中常用的药物有何首乌、白芍、川芎、枸杞子、人参、黄芪等。配用的食物有鸡肉（蛋）、鹌鹑（蛋）、羊肉、猪肉、动物肝脏、笋、黑木耳、黄花菜、香菇、鲫鱼等。春季养生常用的养生药膳有鹌鹑肉片、姜葱鲩鱼、首乌肝片、拌茄泥等。

◎ **药补增益**：春季可以多吃一些能增强身体抵抗力的补药，以防止流行性疾病的发生。春天阳气升发，温暖多风，正是细菌、病毒等微生物生存和传播的时候，所以流行性疾病较多。在这种情况下，就要吃点能补充人体正气、提高抵抗力的药物。

春季适用的起居调摄法

　　春天，人们不仅应该从饮食的角度关注自身的养生，还应该在起居上予以足够的重视。

◎ **早睡早起**：春天，晚上不要睡得太迟，早上宜早起，养成早睡早起的好习惯，以便可以适应自然界的生发之气。起床后宜披散着头发，松开衣扣，舒展形体，在庭院中信步漫行，这样会使思维迅速活跃起来。老年人晚间睡眠质量如果不高，应该安排一定时间的午睡。

◎ **衣服要宽松**：春天气候变化较大，加之人体皮肤腠理已开始变得疏松，所以穿着上要宽松舒适。现在一些年轻女孩为了追求曲线美而过早地卸去厚重的冬衣，穿起紧身衣裤，其实这样做是很不利于健康的，原因在于女性的阴道常分泌一种酸性液体，使外阴保持湿润，有防止细菌侵入和杀灭细菌的作用。如果裤子穿得过紧，就不利阴部湿气蒸发。长时间过热过湿的环境，为细菌繁殖创造了有利条件，容易引起一些妇科炎症。

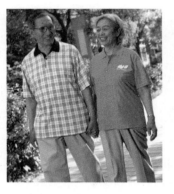

● 春季宜穿宽松舒展的服饰。主要包括「V」字形服装、夹克衫、运动装，要力求穿着得轻松、自由

◎莫忘"春捂"：严寒的冬季，各种保暖措施的完备，会使人的耐寒能力下降。春暖花开时，过早地顿减衣物，一旦寒气袭来，会使血管痉挛，血流阻力增大，影响机体功能，从而造成各种疾病的产生，所以"春捂"习惯要保持，衣服宜渐减，衣着应该"下厚上薄"，体质虚弱的人要特别注意背部的保暖。

◎谨防春困：春困不是病，而是正常的季节性变化时出现的一种生理现象。原因是，冬季皮肤血管收缩，春季天气变暖，人体的血管、毛孔扩张，相对稳定的血流量供应皮肤的血流增加，而供应脑的血液相对减少，从而造成春困。春困虽然不是病，但会影响我们的学习、生活、工作，所以要设法调节。

◎注意控制睡眠时间：春季要注意保证睡眠充足，但并不意味睡得越多越好。睡眠时间不宜过长，一般成年人每天8小时，中学生8~9小时，小学生9~10小时。

◎晨起最好用冷水洗脸：目的是刺激皮肤和大脑，使之尽快适应血液循环的变化。

◎加强体育锻炼：运动可以改善人体的代谢过程，增强血液循环和呼吸功能，对中枢神经系统有一定的刺激作用。所以，春季应该多运动，如登山、郊游、散步等。

◎困倦时，多起来活动一下，有利于解除春困：当出现困倦时，可利用音响、触碰等方式，给自己一定的刺激，这样能改变人体内在的节奏，使大脑中枢神经迅速进入清醒状态，从而使困倦感得以消除。

❀ 春季多发病的防治

春季，气候转暖，湿热毒邪开始活动，许多致病因素也随之猖獗，所以春天要特别重视疾病的预防，例如红眼病、流行性感冒、花粉过敏症等。

红眼病

红眼病是一种由细菌或病毒引起的急性传染性眼部疾病，容易发于每年的春夏之际，且极易在学校、厂矿等集体单位传播。红眼病的主要传播途径是接触传染，因此应养成讲卫生、爱清洁、勤洗手的良好习惯；切忌用手揉眼；在红眼病流行时期，不要到游泳池游泳和到公共浴室洗澡。家里如有红眼病患者，须用桑叶10克、菊花20克泡水代茶饮，以预防和治疗红眼病。

流行性感冒

流行性感冒是一种最常见的传染病，一年四季都可发生，但春、冬两季发病率较高，预防措施如下。

◎ **坚持开窗睡眠**：但窗子不能开得太大，使居室内的空气保持流通、新鲜即可。

◎ **净化室内空气**：在室内放置一些薄荷油或用米醋来熏房间，以净化室内空气。

◎ **清洁水源**：贯众是一味具有驱虫效果的中药。将0.5克的贯众洗净，放在水缸或水桶之中，每周换药1次，可以起到清洁水源的作用。

◎ **少吃肥甘厚味**：尽量少吃肥甘厚味、大鱼大肉等食品，多吃一些富含维生素和膳食纤维的蔬菜和水果。

◎ **感冒治疗**：应该以辛凉解表、清热解毒为基本原则。感冒初期，可用感冒清冲剂、板蓝根冲剂等治疗。

◎ **按摩足三里防治感冒**：足三里穴位于外膝眼下3寸（四指宽）、胫骨外侧约一横指处。推拿时，拇指重按同侧足三里穴，其余4指置于小腿后面与之相对，加重按压力量，直到局部出现酸胀感为止；而后，再按揉另一侧。

花粉过敏症

春天过敏体质者极易受花粉困扰，对此要及时采取相应措施。第一，远离过敏原。尽量不要到植物园等花草树木繁茂的地方去游玩，不要在植物开花播粉的季节外出踏青；居室内少放或不放花木；若对居所周围的树木花粉过敏，最好在这一时期内移居它处。第二，过敏体质者可预防性用药。在花粉期到来前数周，选择使用色甘酸钠吸入剂。该药对花粉症有比较好的预防作用。过敏发作期间，要脱离过敏环境，选用抗组胺药进行治疗。

来自老中医的养生小知识

初春谨防旧病复发

季节的转换和气候的变化容易引起体弱多病者及老人某些旧病的复发，如哮喘、慢性支气管炎、心脑血管病、过敏性鼻炎等，因此初春时节要积极预防这些疾病复发，做好防寒措施，并加强锻炼，增强抵抗力。

春季适用的锻炼法

春暖花开，气候宜人，所以春天还是锻炼身体的好季节。

◎ **晨起伸懒腰**：经过一夜睡眠后，人体松软懒怠，气血循环缓慢，睡醒之后，总觉懒散无力。若四肢舒展，伸腰展腹，全身肌肉用力，并配以深呼吸，则有行气活血、通畅经络关节、振奋精神的作用。所以，提倡春季宜晨起后多伸伸懒腰。

◎ **平日多散步**：众多寿星的长寿秘诀之一就是每天要有一定的时间散步，尤其重视春季散步。因为春季气候宜人，万物生发，更有助于健康。散步不要拘于形式，要因人而异，同时也应注意找空气新鲜、环境怡人的地方；散步要选择合适的时间，不适合在饭后立即出行；老年人不适合空腹散步；坚持每周散步3次，每次45～60分钟；散步时衣着要宽松；还要根据自身情况决定步行速度。

◎ **多做户外活动**：所谓户外活动，就是指在室外、庭院、公园、大自然中进行的一些运动，如赏花、钓鱼、慢跑、练气功、打太极拳等，这些活动对预防儿童佝偻病和中老年人的骨质疏松症都十分有益。

春季适用的环境调摄法

春季养生，家居绿化也是一个重要方面。现代科学研究认为，绿色有利于人的健康长寿，我国民间也素有"树木花草栽庭院，空气新鲜人舒展"的说法。绿色植物可以吸收滞留在空气中的大量尘埃，过滤吸收一些放射性物质，消除生活环境中的噪声，最重要的是能改善和调节人体生理功能。绿色植物还能吸收阳光中对眼睛有害的紫外线，有益于消除眼部疲劳症状，并使嗅觉、听觉以及思维活动的灵敏性得到改善。家居绿化的重点应该是阳台。在阳台上种些花卉，摆上盆景，可以美化环境，还对人体的健康有好处。如果阳台面积较大，可以用花盆种植一些攀缘类植物，如牵牛花、茑萝等。此外，居室要经常开窗，保持空气新鲜、流通。

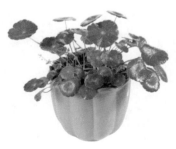

● 春季宜在阳台、庭院内种植一些花草，以净化空气，调节视野

春季适用的精神调养法

春季养生，在关注起居、饮食、药物的同时，不要忽视精神调养。

性格开朗更长寿

健康长寿与开朗的性格是密切相关的。有人研究80岁以上老人的长寿秘诀时，发现其中96％的寿星都是性格开朗的人，并且极富人生乐趣。但开朗性格的培养需要一个长期的过程。科学研究认为，儿童时期是性格培养的关键时期。俗话说，"秧好一半禾"，而处于生长发育阶段的儿童正如处在从播种到出秧时期的秧苗，所以儿童期的性格培养对人的一生起关键作用。

戒骄戒怒保健康

怒是养生的大忌，它是情志病的元凶，所以一定要学会戒怒。

首先，要学会用意识控制怒气。即当怒从心头起、将要和人吵架时，就要赶快提醒自己，吵架只会带来更多的烦恼，不能解决任何问题。应学会用理智的力量来控制自己的怒气，杜绝因发怒而说出粗鲁的语言，从而避免激化矛盾。更要切忌采取粗暴的行动。

其次，要会运用疏泄法。也就是把积聚、抑郁在心中的不良情绪，通过适当的方式发泄出去，尽快恢复心理平衡的状态。

最后，还可采用转移法，也就是通过一定的方法和措施改变自己的思想关注点，从而使自己从精神烦恼中解脱出来。

和谐相处共欢愉

和谐的人际关系会使人心情愉快，反之则会使人不安、不适、不满、心情抑郁烦躁，所以要积极协调好周围的人际关系。首先，要严格要求自己，既要看到自己的优点和长处，也要正视自己的不足，对自己的评价越客观，人际关系就越容易和谐。其次，多体谅别人，设身处地替他人着想，从而避免因误会而产生不愉快。

轻松幽默心舒畅

幽默的直接效果是产生快乐的情绪。快乐是人的健康灵药，它能够促进五脏六腑的协调，从而调节人的情绪，促进血液循环，使人筋骨舒展、呼吸通畅、气血平和。医学上做过试验：用幽默的语言逗一个患有高血压的人开心，病人的血压可降低20毫米汞柱。

以上方法虽然一年四季都适用，但尤以春季为宜。

夏季重在补脾除邪

夏天，指农历四月至六月，也就是从立夏之日起，到立秋之日止。这一段时间包括立夏、小满、芒种、夏至、小暑、大暑6个节气。

一年四季中，夏季是阳气最盛的季节，气候炎热并且生机旺盛。此时是人体新陈代谢最旺盛的时期，阳气外发，阴气伏内，气血运行也相应地旺盛起来，活跃于机体四肢。夏季人体皮肤毛孔开泄，可使汗液排出，从而通过出汗调节体温，以适应暑热的气候。

夏季补养的要点

在盛夏注意防暑邪；在长夏注意防湿邪；同时又要注意保护人体的阳气，防止因避暑而过分贪凉，从而伤害了人体内的阳气。

盛夏防暑邪

暑为夏季的主气，为火热之气所化，并且独发于夏季。暑为阳邪，其性升散，容易耗气伤津。暑邪侵入人体，常见腠理开而致多汗。汗出过多导致体液减少，是伤津的关键。津伤后，出现口渴多饮、唇干口燥、大便干结、尿黄心烦等症。如果不及时救治，开泄太过，伤津会进一步发展，超过生理代谢限度就会耗伤元气，可出现身倦乏力、短气懒言等一系列阳气外越的症状，甚至猝然昏倒，不省人事从而导致死亡。因此，夏季防暑切不可忽视。

长夏防湿邪

湿为长夏之主气。在我国不少地方，尤其是南方地区，既炎热又多雨。湿病就多见于这个季节。由于这段时期空气中湿度最大，加之或因外伤暴露，或因汗出沾衣，或因涉水淋雨，或因居处潮湿，以至于感受湿邪而发病者居多。

湿为阴邪，易伤人体阳气，且易

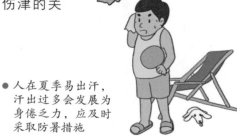

● 人在夏季易出汗，汗出过多会发展为身倦乏力，应及时采取防暑措施

阻遏气机运行，病多缠绵难愈。湿邪容易伤脾阳。脾性喜燥而恶湿。脾阳被湿邪所遏，则有可能导致脾气不能正常运化，从而引起气机不畅，出现脘腹胀满、食欲不振、消化不良、大便稀溏、四肢不温等症状。脾气升降失常后，常见水肿、眼下卧蚕等症状形成。

外感湿邪后多有身重倦困、头重像裹层东西一样的症状。又因为湿邪黏滞，侵犯肌肤筋骨，通常既重且酸，固定在某一处，所以有"著痹"之称。

一般来说，湿邪为病，病程较长。风湿夹杂，侵犯肌肤，在关节形成的风湿痹证往往反复发作。风湿痹证常见产物多为秽浊之物，如皮肤病变的渗出物、湿热带下的分泌物，质黏而腥臭。体内湿邪的形成往往与地之湿气有关，所以湿邪伤人也多从下部开始。临床所见下肢溃疡、湿性脚气、带下等症，往往都与湿邪有关。

保护体内阳气

◎ **切勿避热贪凉**：在乘凉时，要特别注意保护好腹部。不能只顾眼前舒服，过于避热贪凉。

◎ **要谨防冷气病**：所谓冷气病，就是指由于人们长久地在冷气设备环境中工作和生活时所患的一种疾病。轻者会出现面部神经痛、下肢酸痛、乏力、腰痛、头痛、容易感冒和不同程度的胃肠病等，重者会出现皮肤病和心血管疾病，尤其以老年人中出现的各种症状更加明显。

◎ **要保护脾胃**：长夏的湿邪最易侵犯脾胃，导致脾胃消化吸收功能低下。长夏的饮食原则是宜清爽，少油腻，要以温食为主。在居住环境上，切忌潮湿。

夏季适用的食补法

夏季食补原则

夏天必须重视饮食调养，可遵循以下原则。

◎ **宜选择酸奶**：夏季气候炎热，酸奶是比较理想的饮品。早上适当地饮用酸奶，可以补充蛋白质和能量；晚上喝酸奶时，最好加两勺麦片，可以促进生长激素的产生。生长激素可以分解脂肪，促进肌肉生长。另外，酸奶中含有的乳酸菌，能够促进肠道菌群的生长和繁殖，维护肠道健康，从而进一步增强人体的抵抗力。

◎ **宜选择草莓**：在100克草莓中，只有37千卡热量，却含有62毫克维生素C，对人体十分有益。此外，初夏多吃一些草莓，还可以清理体内的垃圾，促进人体的新陈代谢。

◎宜少吃冰激凌：夏季气候炎热，吃冰激凌是人生的一种享受。可是，有研究发现，一些人吃了冰激凌后，可能会因凉气的刺激而感到头痛。而且如果你想要保持苗条身材的话，那你就要注意，1支65克的奶油冰激凌含热量约580千焦（约140千卡），而100克柠檬汁只含有121千焦（约25千卡）热量。

◎宜选择水果沙拉：水果沙拉是一种理想的早餐或者保健午餐。最好将甜的（香蕉、无花果、樱桃等）与酸的（菠萝、柑橘等）水果分开食用。但需注意，由于水果难以消化，下午5点后吃的水果久留肠内会发酵，产生惰性气体。

◎宜正确食用土豆片：夏秋之交，应

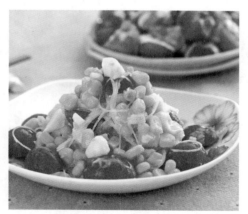

● 夏季午餐吃蔬果沙拉，不仅能降暑热，还能缓解情绪紧张

该多食土豆片。土豆片的理想吃法是与低脂凝乳或香菜一起食用。

◎宜选择鲜榨的橙汁：鲜榨的橙汁，饮用之后能给人带来好心情，并且含有硒元素，可增强人的抵抗力。它所含有的黄酮类物质，比如植物素，能使维生素C的作用增强20倍。如果你的胃很敏感，就不要空腹喝橙汁。最好是饭前半小时喝，维生素才能充分发挥效用。

◎宜选择蔬菜沙拉：蔬菜沙拉是一种健康的提神食品。因为所有绿叶菜沙拉都富含舒缓神经的物质。它中午可以减轻人的紧张程度，晚上可以促进睡眠。这种物质溶于油脂，所以沙拉要用油搅拌均匀，才能被人体吸收。

◎宜选择矿泉水：矿泉水所富含的矿物质，比如镁、碘等，能促进脂肪的消耗，而它本身不含任何热量。所以，应该每天喝8杯矿泉水，最好是饭前喝，还可以减轻饥饿感。

◎宜选择鱼类：鱼类是补充蛋白质的最佳食品之一。它能提供对人体有价值的脂肪酸和碘，最适合午餐食用。夏季吃鱼应该多多益善。

◎宜选择烤肉：烤肉是夏季的一种美味食品，还是危险的致癌物？实际上，如烹饪方法得当，烤肉是营养又美味的食品。要避免烤焦，否则会产生致癌物质。使用立式烤肉架或者给肉包上一层铝箔，往往可以避免这类情况。另外，在肉上放些蔬菜和鱼可以降低摄入的热量。

◎宜适当饮用啤酒：一扎冰凉的啤酒，虽然可口，却容易刺激胰岛素分泌。啤酒会直接导致腹部发胖，也就是我们俗称的"啤酒肚"。当然，晚上来一小杯会促进食欲，起到镇静作用。研究显示，适当饮用啤酒，还可以起到防癌的作用。

◎宜选择海产品：1克的蟹或虾，所含热量很低，却含有大量蛋白质。浓酱调制的贝类食物，含有大量胶原蛋白的组成成分甘氨酸。如果缺乏甘氨酸，就会导致脂肪增加，并使结缔组织松弛，产生皱纹。

◎宜选择西红柿：烈日炎炎的夏天，没有什么比西红柿汤更可口的食物了。西红柿必须加热，才能释放出番茄红素，发挥其抗癌的作用。另外，它可使男性前列腺疾病的发病率降低50%。

◎宜适量饮用咖啡：喝适量的咖啡，不管冷热都能起到提神的效果，还能加速代谢，但注意不要过量饮用。

◎宜选择橄榄油：地中海周边居民长寿的秘诀是经常食用橄榄油，它能有效地控制胆固醇。每天食用2～3勺橄榄油，就可以起到预防动脉硬化和心肌梗死的作用。

◎宜选择柠檬：柠檬是一种很好的抗癌食品。它不仅含有维生素C，还含有胡萝卜素、黄酮、柠檬素、香豆素等58种抗癌的化学物质。

宜食食材

◎绿豆：性味甘、寒，有清热解毒、消暑利尿的功效。

◎菊花：性味苦、辛、凉，有明目、清热解毒的功效。

◎莲子：性味甘、涩、平，有健脾、固肾、养心，治疗心悸、虚烦、失眠的功效。

◎黑豆：性味甘、平，有解毒凉血、改善过敏体质的功效。

◎绿茶：性味甘、苦、凉，有预防恶性肿瘤、美肤养颜的功效。

◎红小豆：性味甘、酸、平，有强心，消除疲劳，预防脚气病、肾脏病、全身浮肿的功效。

◎黑芝麻：性味甘、平，有防治骨质疏松症、增强发质光泽的功效。

◎白果：性味辛、甘、温、有小毒，有防治白浊、白带、小便频数等症的功效。

◎糙米：性味甘、平，具有润肠、通便的功效。

◎豌豆：性味甘、平，富含膳食纤维，有防治便秘的功效。

◎陈皮：性味甘、酸、凉，具有消散瘀血、理气的功效。

夏季宜常吃的苦味食材一览表

食材	功效
苦瓜	苦瓜营养丰富，主要含有蛋白质、脂肪、碳水化合物、维生素等营养成分。未熟的嫩果可作蔬菜，成熟果瓤可生吃，既可凉拌，又可炒肉、烧鱼，清脆爽口，别有风味。具有增食欲、助消化、除热邪、解疲乏、清心明目、益气壮阳等作用。苦瓜除了含有味苦的奎宁以外，还含有某种蛋白质，研究发现，这种蛋白质能刺激免疫细胞生长，并且具有抗癌作用
苦菜	苦菜又名荼、荼草、苦马菜，为菊科植物苣菜的全草。苦菜主要含有碳水化合物、B族维生素、维生素C及多种矿物质等营养成分。苦菜性味苦、寒，具有清热凉血、解毒的作用。李时珍在《本草纲目》一书中记载道："苦菜调十二经脉，安心益气，轻身耐老，强力明目。"腌苦菜是夏日佐饭的美味佳肴，具有爽口开胃、消暑、清心除烦的作用
蒲公英	蒲公英又名黄花、地丁，为菊科植物蒲公英带根的全草，全国多有分布。《本草纲目》说："地丁，江之南北颇多，他处亦有之，岭南绝无。小科布地，四散而生。茎叶花絮并如苦苣，俱小耳，嫩苗可食。"蒲公英是一种营养丰富的蔬菜，含蛋白质、脂肪、胡萝卜素、核黄素及铁、钙、磷等营养成分。夏季多用嫩叶凉拌，也可烹调。蒲公英多吃不伤人，并且可入药治病，其性味甘、苦、寒，入肝、胃经，具有清热、解毒、止泻、保肝、利胆、健胃、降血压、提神、抑菌、抗癌的作用
苦笋	苦笋味甘，性凉而不寒，具有消暑解毒、健胃消积、减肥健身等功效。苦笋是夏季餐桌上的可口菜肴。人们通常用苦笋、排骨，加上咸菜配制成苦笋煲，苦甘可口，味道鲜美，吃后令人回味无穷
芜菁	芜菁又名蔓菁，全国各地都有栽培。芜菁性平，味苦、辛、甘，入胃、肝、肾经，具有开胃下气、祛湿解毒的作用。用于治疗食积不化、消渴、热毒风肿等病症。芜菁风味佳，可以代粮，也可入菜，或盐渍加工
莴笋	莴笋又叫千金菜、莴菜。莴笋性凉，味苦、甘，入肠、胃经，它具有通利小便、开胸利膈、顺气调中、清热止渴的作用。适用于小便不利、脾胃气滞、食欲不振、消渴多饮等症。莴笋可炒、可拌。炒要用大火快炒，拌要放少许精盐稍腌后，挤去汁再食用
仙人掌	仙人掌性味苦寒，主入心、肺、胃经，具有清热解毒、行气活血、化痰安神的作用。现代研究表明，仙人掌能防治动脉粥样硬化症，还可治疗糖尿病、肥胖症、肺癌等

甘草绿豆粥

材料 绿豆50克，生甘草10克。

做法 ❶把绿豆去掉杂质，用清水洗净，沥水。

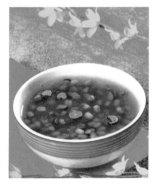

❷把锅放到大火上，再放入清水适量，把绿豆、生甘草一起放到锅内，用大火煮沸后，再用小火煮到粥熟即可。

功效

绿豆甘、寒，入心、胃经。有清热解毒、消暑、消肿、明目、止痒等功效。甘草为平性药物，有补中益气的功效，另外还有清热泻火的功效，可用于改善咽喉肿痛、痈疽疮疡、胃肠道溃疡，还能解药毒、食物中毒等。以绿豆和生甘草煮制的粥膳，具有消暑、利湿、解毒的作用。

豆浆小米萝卜粥

材料 黄豆500克，胡萝卜150克，小米100克，生姜3片，枸杞子适量。

调料 盐1小匙。

做法 ❶把黄豆洗干净，用适量清水浸泡至发胀，加水磨成豆浆，再用细滤网过滤，去渣取汁；小米淘洗干净后，用清水泡过，磨成糊状，也用细网滤过，去渣。将胡萝卜洗净，切成小块。

❷在锅中加适量清水，先用大火烧沸，再加入豆浆，再次煮沸，撇去浮沫，下入小米糊和胡萝卜块搅匀。

❸再次煮沸后撇去浮沫，加入枸杞子、生姜片及盐调味，继续煮5分钟即可。

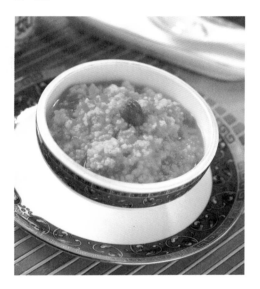

功效

黄豆有益气养血、健脾宽中、宁心、下利大肠、润燥消水的功效，长期服食可长肌肤，益颜色，填精髓，增力气。小米味甘、咸，性凉，入肾、脾、胃经，具有健脾和胃、补益虚损、和中益肾、除热、解毒之功效，主治脾胃虚热、反胃呕吐、消渴、泄泻。胡萝卜富含丰富的胡萝卜素。夏饮豆浆，可消热防暑、生津解渴。夏季常食这道豆浆小米萝卜粥，可消暑去热。

荷叶莲藕粥

 材料 荷叶1张，莲藕1节，粳米、红小豆各50克。

调料 白糖适量。

做法 ❶先把荷叶洗净，莲藕清洗干净，切成小粒；红小豆洗净后，浸泡1~3小时；粳米淘洗干净。

❷把荷叶放到锅中，加入适量清水，煎汤，然后用细滤网滤取汁液。

❸把莲藕、粳米、红小豆与荷叶汁一同放到锅中煮成稀粥。

❹粥煮熟时，加白糖调味即可。

功效

莲藕有健脾开胃、养心安神的功效；荷叶具有清热解毒、升发胃气的功效。这道粥有清热、解暑和胃的功效，是夏季理想的保健粥品。

夏季适用的起居调摄法

宜晚睡早起，午间小睡

夏季作息，应该晚些入睡，早些起床，以顺应自然界阳盛阴虚的变化。经过一上午的学习和工作后，可能有疲劳之感，需要午休做适当的补偿。尤其是老年人，更需要中午休息一下。午睡的时间不宜太长，最好在1小时以内。

饭后不要立即躺卧，应稍微活动一下，以利于饮食消化。午睡时不要在有穿堂风经过的地方睡，以免受凉。也不要趴在桌子上睡，以免压迫胸部，影响呼吸。

午睡时最好脱掉外衣，并在腹部盖上毛巾被，以免腹部受寒。

服装宜轻薄透气

夏季服装以轻、薄、柔软为好。衣料的透气性、吸热性越好，越能有效地帮助人体散热，使人穿着舒适而凉爽。夏天应该穿浅色服装，以防紫外线辐射。

注意防止晒伤

夏季，强烈的阳光照射，会使人体产生一系列不良的影响，可使皮肤晒黑，还可导致白内障、皮肤晒伤、引发皮肤癌等。因此要做好防晒工

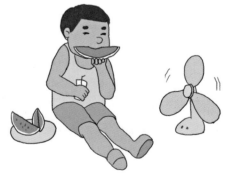

● 若暑热贪凉，吃过多的生冷瓜果，容易引起呕吐、腹泻、头晕及头痛等

作，例如在强烈的阳光下，应该戴顶帽子遮挡阳光。

打造凉爽的居室环境

首先，要将多余的或暂时不用的家具搬掉，使居室拥有较宽敞的空间。每天将门窗打开，空气对流而生的自然风，可使居室满屋生凉透爽。

其次，用淡绿、浅蓝、乳白、瓦灰等色彩装饰墙面、天花板、沙发套、窗帘，能让人心理滋生凉爽和舒适的感觉。

最后，还可以在向阳的外窗户上方装上凉蓬，将烈日直射带来的热量阻在窗外，也是为居室降温的好方法。

减少嘈杂的噪音也是求凉生爽的诀窍。

电扇不宜直吹

吹电扇时风不宜过大，且不宜对人直吹，也不应该持续固定对身体某个部位吹风，应该吹吹停停。出汗较多时，不要立即在静坐或静卧情况下吹风。

忌用凉水冲脚

经常用凉水冲脚，脚遇寒，会通过血管传导而引起周身一系列的复杂病理反应，最终导致各种疾病。

夏季多发病的防治

中暑

中暑可分三种：一是中暑高热，也叫"热射病"，主要是体温不能发散引起，是中暑中最严重的一种；二是中暑衰竭，也叫"热衰竭"，主要是因大量出汗而引起；三是中暑痉挛，也叫"热痉挛"，主要是由于过热，大量出汗，体内过多地丢失盐分而引起肌肉痉挛，常与热衰竭同时出现。上述类型，只要出现头晕、头痛、恶心、呕吐等症状，就应立即移至阴凉处，解开衣服，进行头部冷敷。

热伤风

夏日感冒，称为"热伤风"。常见症状是流涕、鼻塞、打喷嚏，甚至于发热的同时又汗流浃背，还伴有恶心、呕吐、腹泻。尤其是老年人与儿童，容易转化为其他病症。得了热伤风应好好休息，适当减少工作量。食物要以清淡的蔬菜类为主，还要注意多喝水。

疰夏

疰夏又叫"苦夏"，是夏季常发生的一种疾病。主要是有些人不能很好地适应夏季炎热、潮湿的气候，这时大脑和神经系统处于抑制的状态，心肺的功能降低，胃肠道分泌的消化液减少，食物不能很好地被消化和吸收。体质虚弱、易患疰夏的人，在秋冬之季可服用一些补肺、健脾、益气之品。

蔬菜日光皮炎

此病是由于短期内进食大量的蔬菜，如油菜、苋菜或野生的灰菜、紫云英等，加上日光暴晒所引起的。这些蔬菜中有一种游离物质，随着食入的蔬菜增多而产生蓄积效应，从而引发皮炎。

 # 夏季适用的锻炼法

旅游

夏日旅游的主要目的是消夏避暑，因此，旅游的目的地应该是海滨和山区。首先是两者的气温相对较低，其次是海滨与山区的环境宜人。去山地旅游有不少好处，主要表现在山地气候的疗养效应和环境中的某些长寿因素，如草木散发出的一些芳香挥发性物质，有一定的杀菌作用。山区负氧离子密集，空气清新，呼吸这样的空气，可稳定情绪，预防哮喘的发作，还能改善肺的换气功能。此外，山上的气温、气压较低，风速较大，太阳辐射强，尤其紫外线含量充沛，有助于钙、磷的代谢和机体免疫力的提高。

游泳

游泳不仅可以祛暑消夏，还能强健身体。游泳对心血管和呼吸系统功能的改善有着很好的作用。

 # 夏季适用的精神调养法

神气充足则人体的机能旺盛而协调。神气涣散，人体的一切机能便会遭到破坏。火热为邪，内应于心，心主血、藏神。七情过极都可伤心，致使心神不安。不良的情志可损伤心的功能。心的功能受到影响，可影响人体的一切机能活动。从这个意义上来说，夏季养神就显得极为重要。

◎ **要有奋斗目标**：有了奋斗目标，才能克服人生道路上的各种坎坷，并且产生自觉的行动和积极的情感。

◎ **陶冶情操，悦纳不称心的事**：培养能愉悦身心的爱好，同时要经常用豁达、微笑来对待不称心的事。

秋季重在滋阴补肺

秋季，指我国农历七、八、九月，包括立秋、处暑、白露、秋分、寒露、霜降6个节气。秋季，气温已经降低，并且秋风送爽，人们烦躁的情绪也随之趋于平静。此时切勿因眼前的美景而忽视了养生。许多因素往往在不经意间影响着人体的健康，并且夏季过多的耗损也应在此时及时补充，所以秋季应特别重视养生保健。那么，秋季养生保健应从何入手呢？

秋季应遵循养阴防燥的原则

秋季养生贵在养阴防燥。秋季阳气渐收，阴气渐长，所以保养体内阴气成为首要任务。而养阴的关键在于防燥，这一原则应具体贯彻到日常生活及工作的各个方面。

秋季补养的要点

◎ **养阴护肺**：秋季，气温开始降低，雨量开始减少，空气湿度相对降低，气候偏于干燥。而秋季干燥的气候极易伤损肺阴，从而产生口干咽燥、干咳少痰、皮肤干燥、便秘等症状，重者还会出现咳嗽痰中带血的症状，所以秋季养生的重点是要养阴护肺。

◎ **防凉**：秋季，在燥气中还暗含着秋凉。人们经夏季过多的水分散泄之后，机体各组织系统都处于水分相对贫乏的状态，如果这时再受风着凉，很容易引发头痛、鼻塞、胃痛、关节痛等一系列症状，甚至使旧病复发或者诱发新病。老年人和体质较弱者对这种变化的适应性和耐受力较差，更应注意防凉。

秋季适用的食补法

由于秋季气候偏干燥，因此秋季的饮食调养应遵循"养阴防燥"的原则，也就是说饮食宜滋润多汁。

秋季饮食补养的方法有很多，一般来讲，主要有以下几种。

养肺为重

秋气内应肺脏，而肺是人体重要的呼吸器官，是人体真气之源。所以，肺气的盛衰关系到寿命的长短。但是秋季气候干燥，很容易伤及肺阴，使人易患鼻干喉痛、咳嗽胸痛等呼吸系统疾病，所以秋季饮食应注意养肺。

可多吃些滋阴润燥的食物，如银耳、甘蔗、燕窝、黑芝麻、梨、莲藕、菠菜、豆浆、饴糖、乌骨鸡、猪肺、鸭蛋、蜂蜜、橄榄等。此外还可适当食用一些药膳，如参麦团鱼、蜂蜜蒸百合、橄榄酸梅汤等。

少辛多酸，强肺气

秋季肺的功能偏旺，如果辛味食品吃得过多，会使肺气更加旺盛，进而还会伤及肝气，所以秋季要少食辛味食物，如葱、生姜、大蒜、韭菜、辣椒等。在此基础上多吃些酸味食物，以补肝气，如苹果、石榴、葡萄、柚子、芒果、樱桃、柠檬、山楂、西红柿、荸荠等。

宜多吃粥，健脾胃

初秋时节，天气仍然较热，空气潮湿，闷热蒸人，并且秋季瓜果成熟，人们容易贪食过度，这些都会损伤脾胃，所以秋天早晨应多吃些粥，既可健脾养胃，又可带来一日清爽。秋季适合常食的粥有鸭梨粳米粥、兔肉粳米粥、山楂粳米粥、白萝卜粳米粥、杏仁粳米粥、橘皮粳米粥、柿饼粳米粥等。

喝些滋阴润燥的健身汤

秋季饮食以滋阴润燥为基本原则。在此基础上，每日中、晚餐喝些健身汤，一方面可以渗湿健脾、滋阴防燥，另一方面还可以进补营养、强身健体。

适合秋季常食的汤有百合冬瓜汤、猪皮西红柿汤、山楂排骨汤、鲤鱼山楂汤、鲢鱼汤、首乌鳝鱼汤、赤豆鲫鱼汤、鸭架豆腐汤、枸杞叶豆腐汤、平菇豆腐汤、平菇鸡蛋汤、冬菇紫菜汤等。

宜多吃鱼肉，滋阴养胃

秋天是需要进补的季节，但很多人都害怕大量进补导致肥胖，不妨多吃点鱼肉。这是因为鱼肉的脂肪含量低，相关研究证实，其中的脂肪酸有降糖、护心和防癌的作用。

◎鲫鱼：又名"鲋鱼"，味甘性温。具有利水消肿、益气健脾、通脉下乳、清热解毒等作用，主治浮肿腹水、产妇乳少、胃下垂、脱肛等症。

● 秋季宜多吃鱼肉，有益补养身体

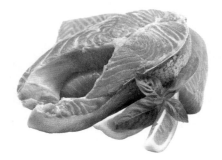

◎带鱼：可补五脏、祛风、杀虫，对于脾胃虚弱、消化不良、皮肤干燥者尤为适宜。可用于迁延性肝炎、慢性肝炎的辅助疗法。常吃带鱼还可滋润肌肤，保持皮肤的润湿与弹性。

◎青鱼：有补气养胃、化湿利水、祛风解烦的功效，可用于治疗气虚乏力、胃寒冷痛、脚气、湿痹、疟疾、头痛等症。青鱼还富含锌、硒、铁等微量元素，因此具有一定的防癌抗癌作用。

◎鲤鱼：味甘，性温，有利尿消肿、益气健脾、通脉下乳之功效。主治浮肿、乳汁不通等症。

◎草鱼：又称鲩鱼，有青鲩、白鲩两种，味甘，性温，有平肝、祛风、活痹、截疟的功效。鲩鱼肉厚而松，治虚劳及风虚头痛，以其头蒸食最好。

◎泥鳅：味甘，性平，有暖中益气、清利小便、解毒收痔之功效。泥鳅肉质细嫩，营养价值很高，其滑涎有抗菌消炎的作用。可用于治疗湿热黄疸、小便不利、病后盗汗等症。

除此之外，鱼肉中的维生素D、钙、磷，能有效地预防中老年人常见的骨质疏松症。

素食有三"宝"

◎芋头：芋头富含淀粉，营养丰富。每100克鲜品中含有热量56卡，蛋白质1.3克，脂肪0.2克，碳水化合物12.7克，钙14毫克，磷43毫克，铁0.5毫克，维生素C 10毫克，维生素B_1 0.09毫克，维生素B_2 0.04毫克。

除此之外，芋头还含乳聚糖，质地软滑，非常容易消化，有健胃作用，特别适宜于脾胃虚弱、患肠道疾病、结核病和正处恢复期的病人食用，也是婴幼儿和老年人的食用养生佳品。

◎甘薯（特别是黄心的甘薯）：甘薯是粮食中营养较为丰富的食品。由于甘薯能供给人体大量的黏液蛋白、碳水化合物、维生素A和维生素C，因此具有补虚乏、健脾胃、强肾阴以及和胃、益肺等功效。

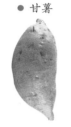
● 甘薯

现代研究认为，常吃甘薯能够防止肝脏和肾脏中结缔组织萎缩，防止胶原病的发生。

◎白萝卜："秋后萝卜赛人参"，白萝卜含有较多的水分、维生素C，一定量的钙、磷、碳水化合物及少量的蛋白质、铁及其他维生素，还含有木质素、胆碱、氧化酶素、甘酶、触酶、淀粉酶、芥子油等有益成分。白萝卜性凉，味辛、甘，入肺、胃二经，可消积滞、化痰热、下气和中、解毒，用于食积胀满、小便不利等症。对秋季常见的消化不良、风热型感冒等疾病也有一定治疗作用。

鸡蛋糯米粥

【材料】 鸡蛋2个，糯米50克。

【调料】 白糖少许。

【做法】 ❶ 把糯米淘洗干净；鸡蛋敲破，打散，备用。

❷ 把淘洗干净的糯米放入锅中，加水适量煮粥。

❸ 到粥将熟时，加入白糖，淋入鸡蛋煮熟即可。

功效

鸡蛋能补肺利咽、滋阴润燥；糯米能补中益气。本粥具有宣肺利咽、滋阴润燥的功效，可用于燥咳、目赤咽痛、体弱血虚等症。

甘蔗枸杞子粳米粥

【材料】 枸杞子15克，粳米100克。

【调料】 甘蔗汁半杯。

【做法】 ❶ 把粳米淘洗干净。

❷ 把粳米、甘蔗汁放到砂锅中，加清水适量，先用大火煮开，再转为小火煮粥。

❸ 粥快要煮熟时，加入枸杞子继续煮熟即可。

功效

甘蔗能清热下气、生津润燥；粳米可健脾；枸杞子可养肝肾阴。这道粥膳可清热生津、养阴润肺，适合于肺燥咳嗽、热病津伤、心烦口渴、大便燥结等症状，并能解酒毒，建议空腹食用此粥。

秋季适用的起居调摄法

秋天的气候变化较大，早秋偏于湿热，中秋前后燥，晚秋又以凉、寒为主，所以人们在起居上应提高警惕，注意养生。

不要忙添衣

秋季穿衣特别提倡"秋冻"。所谓"秋冻"，通俗地讲就是"秋不忙添衣"，有意识地让机体"冻一冻"。这样可以避免因多穿衣服产生的身热汗出、汗液蒸发、阴津伤耗、阴气外泄等情况，顺应了秋天阴精内蓄、阴气内守的养生原则。此外，初秋微寒的刺激，可提高大脑的兴奋

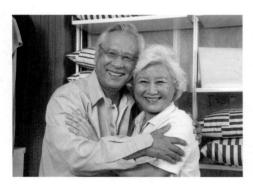

● 虽然秋季提倡"秋冻"，但秋季气候变化大，也应注意适当增减衣物，以防感冒

度，增加皮肤的血流量，使皮肤代谢加快，机体耐寒能力增强，有利于避免伤风等病症的发生。当然"秋冻"还要因人、因时而异。如果是老人、小孩，由于其生理功能差，抵抗力弱，在进入深秋时就要注意保暖；如果是气温骤然下降，或出现雨雪天气，就不要再"秋冻"了，应根据天气变化及时加减衣服，以稍微做活动而不出汗为宜。

节制房事蓄阴精

在秋季应注意顺应自然界"藏"的规律，节制房事，蓄养阴精，这点对于中年人特别重要。因为当人年过40岁以后，阴气由旺盛逐渐减弱，到了老年精力会更加衰退，是自然的趋势。如果能善自珍惜，不过分透支体力，注意养肾保精，则能延缓衰老，达到长寿的目的，所以中年人节欲十分必要。

秋季多发病的防治

秋季气候干燥，气温多变，加之夏天人们的体力、精力消耗较大，体质相对较弱，所以要高度重视秋季疾病的预防。

支气管哮喘

哮喘属于过敏性疾病，它的发作多半是季节性的。每年夏末秋初开始发作，秋季中期发展到高峰，寒冬腊月减缓。这种病不同年龄、不同性别都有患病可能，并且易反复发作，平均患病率为2%。

哮喘发作前常有先兆症状，如反复咳嗽、胸闷、连续喷嚏等，如不及时治疗，可出现急性哮喘。因为痰质黏稠，不易咳出，患者往往被迫坐起。严重者可出现嘴唇及指甲青紫、四肢冰冷、出汗、心跳加快等症状。发作时间从几分钟到几天不等。

哮喘是一种容易发作的慢性病，因此哮喘者在缓解期要积极预防。首先要尽量避开过敏原。常见的过敏原有风媒花粉（枸树、蓖麻、蒿草等）、霉菌孢子、螨、某些生产性粉尘（如棉尘、蚕蛾、粉尘）等。其次要在暑天治疗。从小暑至立秋，即"三伏天"，是全年气温最高、阳气最旺盛的时候，此时治疗，可以使患者的阳气充实，从而增强机体的抗病能力。

慢性咽炎

秋天之所以要特别重视对咽炎的防治是因为秋天气候多晴少雨、气候干燥。咽炎若在急性期得不到彻底治疗，就会逐渐变成慢性咽炎。慢性咽炎的主症状为咽部干燥疼痛、暗红，多由阴虚、虚火上灼所致，防治上宜滋阴清热，清利咽喉，可用药物防治，如用麦冬3克、甘草1.5克、金银花3克、乌梅3克、青果3克，以开水泡，经常服用。

心脑血管病

秋天是心脑血管疾病的多发季节，脑血栓、脑出血发病率远高于其他季节。由于天气变凉，皮肤和皮下组织血管收缩，周围血管阻力增大，会导致血压升高。寒冷还会引起冠状动脉痉挛，直接影响心脏血液的供应，从而诱发心绞痛或心肌梗死。建议患者要随身携带必备药物。

秋季适用的锻炼法

登山

登山是一项集运动与休闲为一体的健身养生运动。登山可增强体质，提高肌肉的耐受力和神经系统的灵敏性。在登山的过程中，心跳和血液循环加快，肺通气量、肺活量明显增加，内脏器官和身体其他部位的功能也会得到很好的锻炼。登山还有助于防病治病。患有神经衰弱、慢性胃炎、高血压、冠心病、气管炎、盆腔炎等慢性疾病的病人，在进行药物治疗的同时，配合适当的登山锻炼，可以提高治疗效果。山河壮丽，风景宜人，这样的环境非常利于健康。虽然登山的好处很多，但我们还要注意的

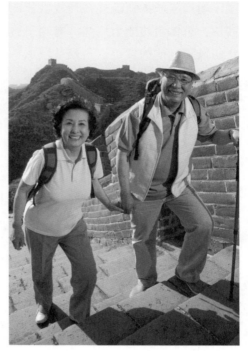

● 适当的登山运动，可以降肝火、养性情，对身体非常有益

是，并不是每个人都适合登山，要结合自己的具体情况来判断是否可以进行登山活动。

冷水浴

秋高气爽，气温、水温、体温比较接近。冷水对人体的刺激较小，所以此时最适合用冷水浴。冷水浴健身可以提高身体对寒冷的快速适应力，还会促进皮肤与内脏间的血液循环，从而预防多种疾病，比如感冒、支气管炎、肺炎、血管硬化等；冷水浴还能使内脏血管包括消化道血管内血流量增多，增强消化系统功能。

冬季重在温肾护阳

冬季，是指我国农历十月、十一月、十二月，包括立冬、小雪、大雪、冬至、小寒、大寒这6个节气。冬季，天寒地冻，万物凋零，自然界一派萧条零落的景象，对此，人们首先想到的是防寒保暖。冬季养生仅仅防寒保暖就足够了吗？还应特别注意些什么呢？如何过一个健康温暖的冬季？下面我们就围绕这几个问题来探讨一下冬季养生。

冬季应遵循养肾防寒的原则

冬季养生的重要原则是"养肾防寒"。肾气是人体生命的原动力，肾气旺盛，生命力强，机体才能适应严冬的变化。而保证肾气旺盛的关键就是防止严寒气候的侵袭。

冬季补养的要点

◎注意防寒：冬季气候寒冷，寒邪凝滞收引，容易导致人体气血运行不畅，而使诸多旧病复发或加重。特别是那些严重威胁生命的疾病，比如脑卒中、脑出血、心肌梗死等，不仅发病率明显增高，而且死亡率也急剧上升。所以冬季养生要注意防寒。

◎注意养肾：冬季，人体阳气收藏，气血趋向于里，皮肤致密，体内的水湿不容易从体表外泄，而经过肾、膀胱的气化，少部分变为津液散布到周身，大部分化为水，下注膀胱成为尿液，无形中

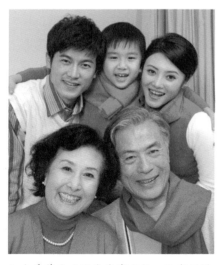

● 冬季养生应注意多穿衣物，防寒保暖

203

就加重了肾脏的负担，易导致肾炎、遗尿、尿失禁、水肿等疾病。因此冬季养生要注意肾的养护。

◎适宜冬季养生的时间及手段：冬季是潜藏精气的时节，冬令进补以立冬后到立春前这段期间最为适合。冬季养生主要有饮食、睡眠、运动、药物等方法。

冬季适用的食补法

冬季饮食应遵循"养肾防寒"的原则，还应注意以滋阴潜阳、增加热量为主。

多吃养肾食物

冬季，人体的阳气内敛，人体的生理活动也有所收敛。此时，肾既要为维持冬季热量的支出准备足够的能量，又要为第二年贮存一定的能量，所以此时养肾至关重要。饮食上就要时刻关注肾的调养，注意热量的补充，要多吃些动物性食品和豆类，补充维生素和矿物质。羊肉、鹅肉、鸭肉、黄豆、核桃、栗子、黑木耳、黑芝麻、甘薯、白萝卜等均是冬季适宜

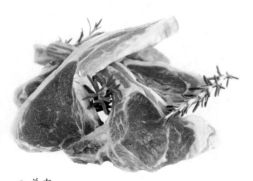

● 羊肉

食物。

宜温食，忌冷、硬、烫

黏硬、生冷的食物多属阴，冬季吃这类食物易损伤脾胃。食物过寒，容易刺激消化道的血管，使血流不畅，而血量减少将严重地影响其他脏腑的血液循环，有损人体健康。而食物过热易损伤食道，进入肠胃后，又容易引起体内郁热而致病。

增苦少咸旺肾气

冬季肾的功能偏旺，如果再多吃一些咸味食品，肾气会更旺，从而极大地伤害心脏，使心脏功能减弱，影响人体健康。因此，在冬季里，要少食用咸味食品，以防肾气过旺；而应多吃些苦味食物，以补益心脏，增强肾脏功能。

荤素搭配，以素为主

冬季饮食要以清淡素食为主，清淡饮食有益于保养身体，不过可适量搭配一些肉食荤腥。

陈皮猪腰粳米粥

【材料】 猪腰（去脂膜）1对，粳米100克，陈皮、砂仁、去皮苹果块各10克。

【调料】 葱末少许。

【做法】 ❶把猪腰洗净、切成条；粳米淘洗干净，备用。

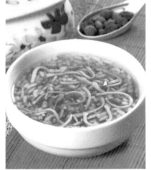

❷把陈皮、砂仁一起放进砂锅中，加水适量煎熬，去渣取汁，备用。

❸把粳米、猪腰、苹果块一起放到锅中，加上煎熬好的药汁，再加清水适量，用大火煮沸，转小火熬煮35分钟左右。

❹粥将熟时，撒上葱末略煮即可。

功效

按照"以脏养脏"的理论，猪腰有比较好的补肾功效，可改善肾虚导致的遗精、腰痛、咳嗽、久泻不止、赤白痢、产后的虚汗、发热、肢体疼痛等症。这道粥具有强腰滋肾、健脾益气的作用。

芝麻益肤汤

【材料】 黑芝麻50克，柠檬半个，雪梨1个，鸡蛋1个（或鹌鹑蛋4个），红枣6颗。

【调料】 白糖适量。

【做法】 ❶把黑芝麻洗干净，放到搅拌机里搅匀，成糊状，备用；柠檬洗净，切片，备用；红枣洗净，去核；雪梨洗净，切块。

❷在锅内放入清水适量，烧开，先放入红枣，后下雪梨块。10分钟后磕入鸡蛋，片刻后加入黑芝麻糊、柠檬片和少许白糖，煮成汤即可进食。

功效

这道汤有比较好的滋阴清肺、养颜通便的功效。可以防止皮肤干燥、龟裂、脱皮，使皮肤光滑、幼嫩娇艳。长期食用本汤可以益肤防老。

锅巴莲子粥

【材料】 莲子150克，粳米150克，锅巴适量。

【调料】 白糖少许。

【做法】 ❶把莲子、粳米淘洗干净，与锅巴一起放到锅中。加清水适量，用大火煮粥，待粥熟后转小火熬煮。

❷待莲子烂熟时放入白糖调匀即可。

功效

莲子具有补脾养肾、养心安神的功效；锅巴有补气健脾、消食止泻的功效。这道粥膳具有健脾养肾、益气消食、涩肠止泻的功效。可用于脾胃虚弱导致的食欲不振、消化不良、大便溏泄等症。

冬季适用的药补法

俗话说，"冬不藏精，春必病温"。冬季，人体的阳气内藏、阴精固守，是人体能量的蓄积阶段，对于身体虚弱的人来说是进补的好季节。

宜根据体质辨证进补

冬季是体虚之人进补的好季节，但"虚"的原因各不相同，因此进补时要注意辨证而为。

男女老少进补方法各不同

人的一生需经历不同的发育和生理变化阶段。各个阶段人体内脏腑的气血阴阳有不同程度的变化，各年龄阶段人的生活习惯和学习、工作的情况也各不相同，因此，应该根据这些来补益身体。

◎ 儿童进补：儿童饮食往往不知节制，其内脏又娇嫩，容易损伤脾胃，其在冬令的补益，当以健运脾胃为主，可吃茯苓、山楂、红枣、薏米等。

◎ 学生进补：学生日夜读书，往往休息不足，心脾或心肾虚，其在冬季的补益可选用莲子、何首乌等。

◎ 中年人进补：中年人身负重任，不注意休息，而易导致气血耗伤，故冬季补益以补养气血为主，可食桂圆、黄芪、当归等。

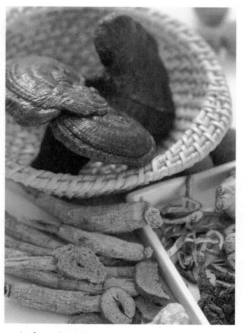

● 冬季用药物进补应辨证而为，且应进补适度

◎ 老年人进补：老年人身体虚弱，如果再患有多种疾病，所以老年人冬季必须进补。老年人无病时，可选用杜仲、首乌等。如果有病，则必须先辨证再进补。

冬季进补要适度

进补是为了调节身体的各种机能，使身体更加健康，但如果进补过偏，则补而成害，使机体又一次受到损伤。例如，虽然人体是阴虚，但一味大剂养阴而不注意适度，补阴太过，反而会遏伤阳气，致使人体阴寒凝重，出现阴盛阳衰的状况。所以进补要补益适度，适可而止。

冬季适用的起居调摄法

冬季，人们为了抵抗严寒，会采取种种保暖措施。但要注意的是保暖的方法一定要得当，保暖的措施一定要安全，才能实现健康养生的效果。

早睡晚起，养阳蓄阴

冬季作息应"早睡晚起"，起床的时间最好在太阳出来之后。因为早睡可以保养人体阳气，保持身体的温热，而迟起可养人体阴气。等到日出再起床，就能躲避严寒，求其温暖。睡觉时不要因贪暖而蒙头睡。被窝里的空气不流通，氧气会越来越少，时间一长，空气变得浑浊不堪。人在这样的环境中睡觉，就会感到胸闷、恶心或从睡梦中惊醒、出虚汗，第二天会明显感到疲劳。

冬保三暖

◎ **头暖**：头部受寒冷刺激时，血管会收缩，头部肌肉会紧张，容易引起头痛、感冒等症状，甚至会造成胃肠不适。因此，冬季出门要戴帽子，以防头部受凉。

◎ **背暖**：寒冷的刺激可通过背部的阳经穴位影响局部肌肉，危害健康。除了引起腰酸背痛外，背部受凉还可通过颈椎、腰椎影响四肢肌肉及关节、内脏，引发各种不适。

◎ **脚暖**：一旦脚部受寒，可反射性地引起上呼吸道黏膜内的毛细血管收缩，纤毛摆动减慢，抵抗力下降。结果会使病毒、细菌乘虚而入，大量繁殖，使人感冒。

来自老中医的养生小知识

用水用电防止烫伤

◎ **盥洗烫伤**：寒冬时，裸露在外的面部、手部表面血管收缩、温度较低。此时突然用热水洗手，热量不能及时被人体吸收，很容易被烫伤。最终会因为被烫伤，皮肤血液循环变差而诱发冻疮。

◎ **被窝烫伤**：偏瘫、截瘫、老年性痴呆症患者和老人易发生烫伤，他们的肢体皮肤感觉迟钝，闪避困难，因此这些人在睡觉时，用热水袋、电热毯要调节好温度，家人要多留心观察他们的取暖情况。

◎ **取暖器烫伤**：电炉、手宝等取暖用品表面的金属部位在使用时温度很高，老人和儿童行动迟缓，接触时容易发生烫伤，家人须多加照看，以确保他们的安全。

冬季多发病的防治

研究证明，寒冷是冬季疾病发作的重要原因。这是因为受过寒冷刺激后，会严重损伤人体的热平衡系统、内分泌系统、循环系统等，从而导致多种疾病。所以，冬季人们必须高度重视冻疮等疾病预防。

冻疮

入冬以后，天气寒冷，不少人容易生冻疮。冻疮常常发生在手、脚、耳等部位，一般只有红、肿、痛的症状，严重的可能起水泡，甚至皮肤溃烂。冻疮预防应从秋末冬初开始，容易发生的部位要提早保暖，可在皮肤上涂些油脂，以减少皮肤的散热；同时要增加手脚的活动量，加速血液循环，鞋子穿得不应该过紧。平时可用冷水洗脸、洗手、洗脚，以增强抗寒能力。

如果已发生冻疮，就不妨多按摩手脚以促进血液循环，使血不瘀滞，从而加速冻疮的痊愈。

雪盲症

所谓雪盲症，是指"雪光性眼炎"或"雪照性眼炎"。其形成的原因是当阳光照射到白雪上时，由其反射的光波照射到人的肉眼后，导致眼睛受损，从而诱发奇痒、刺疼、充血、水肿，进而导致短暂视物模糊不清，这一系列眼部的不适症状被称为"雪盲症"。

预防雪盲症的办法是，在雪地行走时要注意佩戴太阳镜或有色防护眼镜，以减少雪光及阳光中紫外线对眼睛的强烈刺激和伤害。

此外，雪后外出前可服用维生素A或鱼肝油、维生素E、B族维生素等，以保护眼睛。

冬季适用的锻炼法

冬季，因为气候寒冷，许多人不愿意参加体育运动。但俗话说："冬天动一动，少闹一场病；冬天懒一懒，多喝药一碗。""夏练三伏，冬练三九。"这些都说明，冬季坚持体育锻炼非常有益于身体健康。冬季的锻炼，主要是耐寒锻炼，主要的运动形式如下。

冬泳

冬泳是一项集防病、治病、健身、抗衰老为一体的运动项目，它能显著增强体质、提高机体免疫力。冬泳时，冷水的刺激可使人体血管不断收缩和扩张，从而增强血管的弹性，起到防止和延缓动脉粥样硬化发生的作用，对预防并缓解中老年人的高黏滞血症效果明显。

此外，冬泳的冷刺激还可以调整

中枢神经系统的平衡，并有利于人体植物神经系统的功能改善。

跳绳

冬天，当你不愿到室外进行锻炼时，不妨在家里跳跳绳，这项活动简单易行，健身效果却极佳。跳绳可以显著改善双脚的控制能力和协调能力，还可锻炼肩关节和腕关节。随着跳动的节律，心血管系统和呼吸系统得到锻炼。

冬季适用的环境调摄法

冬季外界气温与人体温度相差很大，因此不舒适感较其他季节更加显著。尤其是对于老年人和体质较弱的人来说，冰天雪地的恶劣环境不仅影响着健康，还给出行带来了潜在危险。所以，一个理想的环境对于防寒和养生是十分必要的。

冬天，外界寒冷，室内外温差较大，室内一般保持在16～20℃比较合适，以18℃为最理想。若室温过高，会令人感到闷热或干热而导致头昏脑涨，萎靡不振，时间长了，还会引起口干舌燥、眼睛干涩等症状，久而久之，会打破人体的生理平衡，形成疾病。尤其是在北方，室温过高特别容易外感风寒。而室内温度过低，则会大量消耗人体的热能，令人感到寒冷；身体虚弱者会引起寒颤，胃肠虚弱者会引起腹胀、胃肠痛，甚至引起关节炎等。

至于室内的湿度，也要适宜，一般以30%～70%为宜。室内湿度过高，人体散热就比较困难，令人憋闷难耐，时间长会引起湿度症、关节炎等。室内湿度过低，空气干燥，人就会感到口干舌燥，呼吸道干涩难受。

冬季适用的精神调养法

严寒的冬季，精神调养要着眼于"藏"，也就是要保持精神安静。此外，要防止季节性情感失调症。这是指一些人在冬季出现情绪抑郁、懒散嗜睡、昏昏沉沉等症状，这些症状主要是由于寒冷的气候所致。但单纯保暖不能达到预防的目的，正确的方法是多晒太阳。同时要加强体育锻炼，尽量避免因植物神经功能失调而引起紧张、易怒、抑郁等情绪波动。

民间一直流传着不少食补、药补方面的认识及做法，当然这其中有不少是值得学习的，但也有不少是片面甚至错误的，我们应该避免。

误区1 不问虚实胡乱进补

现在生活水平提高了，许多儿女为了孝敬父母，总是买一些补品，而且一买就是大盒大盒的人参、鹿茸、冬虫夏草等。于是老夫老妻没事的时候炖一些参汤之类的补品喝，可是长期下来老人会出现心烦意乱，甚至流鼻血的情况。

在人们的潜意识中，总以为补品是好东西。但是这往往使许多人因不该补而进补，最终酿成悲剧。这种事情从古至今还真不少。

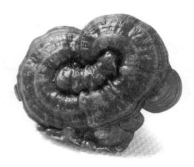

● 送补品前应判断对方是否患虚证，切勿"好心办坏事"

清代有名的医家王孟英在其医案中就记载着这么一个案例。一女子腹泻已经十余年，某年夏天来找王孟英看病。王孟英切她的脉不虚，形体也不消瘦，即刻便认为是痰所致的实证，拟用攻法治疗。可是这位女子的母亲却说自己的女儿患有十年的腹泻，身子应该很虚了，不能再用攻法。她认为这个大夫的水平不行，于是找别的大夫去看，硬是采用了补益的方法。第二年秋天该女子的颈下起了一肿块，经外敷法治好以后又接着进服温补的药。再过百余天，该女子忽然上吐下泻大量黏液痰状物而身亡。这就是由于补益不当而造成的悲剧后果。

现在人们的生活水平普遍提高了，身体素质比过去好很多。但是，仍要切忌拿来补品就吃，首先应判断自己是否患有虚证。

误区2 不对症型盲目进补

这个也是很常见的现象。一些人一有头晕、乏力、气短等症状就想大补特补；有些人一到冬季就盲目地吃膏方进补；还有的人一听医生说自己

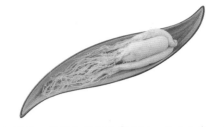

● 不要一听医生说自己有虚证，便吃人参。人参是补气药，只有气虚者才宜用其进补

是虚证就要吃人参。

确实，虚的人可以补一补。但是体"虚"有不同的类型，不能一概而论，虚证有气虚、血虚、阳虚、阴虚之分，按人体脏腑又分为心虚、肺虚、肝虚、脾虚、肾虚等。进补前最好分清是气、血、阴、阳的哪一种或几种虚，是五脏六腑哪脏哪腑的虚证，再有针对性地进补。如果自己分不清的话，最好先咨询一下专业人士。

身体的多种虚证，都有针对性的补方、补药。不对症，盲目地进补，不但无效无益，有时反而还会产生副作用。比如鹿茸、海马、肉桂，属温热药，用于热性体质会出现口干舌燥等症状。人参、黄芪是补气药，如果不是气虚而服用，则可能会出现腹胀纳呆、胸闷不适的症状。

再者，即便同是人参，不同的品种也有不同的性质，适用于不同的症状。人参有温热、寒凉、平性三类。像吉林红参、朝鲜红参、石柱参等药性偏温，适用于身体怕冷、四肢发凉、头晕目眩、动则气喘等症状的阳气虚患者；皮尾参药性偏凉，可补气养阴，非常适用于发热性疾病因伤津所致的咽干口燥、便秘、乏力等气阴两虚患者服用；生晒参、糖参、白参等药性平和，气虚、阳虚、阴虚患者都可以服用。所以，在用人参进补的时候，最重要的是要结合自己的体质来合理地选购和服用。

误区3 | **不知节制一味吃肉进补**

有的人觉得最近身体有些虚了，该补一补了，应该多吃一些肉类。其实肉类不易消化吸收，若久吃或多吃，对脾胃虚弱的人来说，不易消化，反而会加重负担。并且各种肉类消化过程中会产生某些"副产品"，如过多的脂类、糖类等物质，属于中医的痰湿之邪，会引发相应的疾病。

其实，一些容易消化的新鲜水果和蔬菜也能起到补益作用，并且容易被脾胃消化，不会产生所谓的化痰生湿反效果。

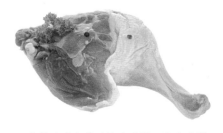

● 凡补必吃肉易致体内痰湿、气血瘀滞

误区4　食补比药补好

民间自古就流传着"药补不如食补"的说法。当然，这种说法是有一定道理的。谷、肉、果、菜等食物本来就是我们一日三餐常吃的东西。许多食物也是很好的滋补品，如白萝卜可以健胃消食，顺气宽胸；山药能健脾补肾；红枣能够益气养血，宁心安神；核桃能够强肾益脑。这些食品对于一些虚证不太明显的患者，补益功效是足够的，并且又经济实惠。

但是食补也有局限性，虽然食补的材料也有像中药一样的寒热温凉平等药性，但其偏性相对来说要弱得多。对于虚证比较明显的患者，如需进补，还得要用效果比较确切的药补，否则难以奏效。这就好比河堤比较小的决口，几个人能够修复；比较大的决口就需要专业的维修人员来修理，否则就会有破溃发洪水的危险。

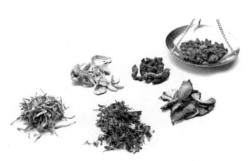

● 药补不如食补的说法过于绝对，对于一些针对性较强的病症而言，药补的功效是远远大于食补的

可见，两者相比较而言，药补的针对性强，调整机体阴阳平衡的作用也比较强；食补的营养价值较高，需灵活选用。

误区5　进补以后就能长寿

许多人以为，进补以后，就能长命百岁了。其实，进补只是养生保健的一方面，身体要想健康，还得身体内的气血阴阳调和。补法只是针对那些虚证而言，确实有纠正气血阴阳偏衰的状态，可以达到强身健体的作用。但要达到阴平阳秘的平衡状态，还需要多种方法配合。一味地进补并不一定就能长寿，而一些长寿者，往往居住在深山老林之中，每日粗茶淡饭，身体依然强壮。

误区6　越名贵的补品越补

不少人都以为吃了高价的冬虫夏草、人参等就能够补益全身、强身健体，吃一顶百。也有人为了送礼体面，认为买的补品越名贵的越好，而且是很有来头的名贵滋补品。再加上一些广告在一旁误导消费者的消费观念，让不少人以为越名贵的补品越补。

其实，中药的价格只是反映了供求关系，通俗地说就是"物以稀为

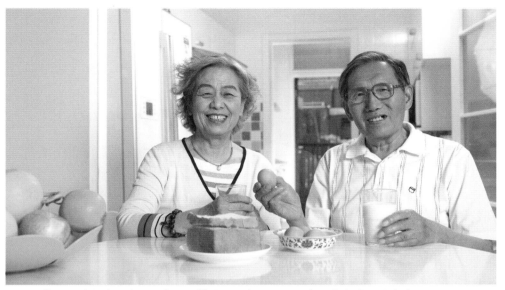

● 知足常乐，对物质不过分追求，保持乐观开朗的心理状态，才是最好的进补

贵"。但不是越贵就越补，更没有吃一补百的功用。

冬虫夏草价格之所以贵，与天然的冬虫夏草产量低有关。其实，冬虫夏草只入肾、肺两经，也就是说它只补肾和润肺，对肾虚引起的腰酸腿软，肺气虚所致的咳嗽、气喘效果比较明显。但是麦冬、枸杞子等也有同样的滋补功效。

一些补品之所以高价，大多是因为加了价格比较昂贵的中药材，比如龟板、鳖甲、冬虫夏草等。并且每种补品都是有针对性的，比如滋阴养血的龟板、鳖甲对气虚就没有什么效果。所以说，补品价格的高低并不能代表疗效的优劣。

误区7　只吃补品不吃饭菜

一些盲目进补的人，以为只要一日三餐都来个老火炖参汤、甲鱼汤之类的，别的饭菜不吃或者少吃也无所谓。其实这样的做法对人体健康是极为不利的。

人体对于营养的摄取，主要靠的是一日三餐，而绝不是靠各种各样的补品。《黄帝内经》就明确指出："毒药攻邪，五谷为养，五果为助，五畜为益，五菜为充，气味合而服之，以补精益气。"也就是说机体充足的营养供给，还得让位于五谷、五果、五畜、五菜这些日常生活所必需的食材。

误区8　吃了补品就不用锻炼身体了

有的人以为，只用一些补品进补，就可以不用锻炼身体了。其实这是一个认识上的误区，因为无论是正常营养的摄取，还是补品的吸收和利用，都必须依赖于人体脾胃的消化、吸收和相应脏腑的利用功能。人体一旦缺乏运动，便会出现体质虚弱，脾胃的消化功能低下等问题。即使吃补品，也不能很好地被消化吸收，甚至可能会因体质虚弱或进补不当而产生不良反应。

误区9　长期用单一方式进补

有些人喜欢按自己的口味，长期服用某一种补品。其实这种做法对健康是有一定影响的。因为药物和食物都有一定的偏性，这些偏性既是保健治疗作用的基础，又是不良反应产生的根源。久服或多服都会影响体内气血阴阳的平衡。如牛肉、羊肉等性质都是温热的，过量的服用会导致体内毒火炽盛而出现口干、口渴、嗓子疼等症状。

误区10　轻易相信补品广告所宣扬的神奇疗效

现在有关补品的广告铺天盖地，关于各种补品的广告中，会有夸大其词的广告用语。但是有人就愿意相信并跟风购买。

其实，每一种补品有其特定的适应证，并不是什么都能治。同时，新药的开发时间很长，即使是新开发的药，也要进行大量临床试验，再投入市场用以观察它的疗效和不良反应。所以，不要以为最新的就是最好的。

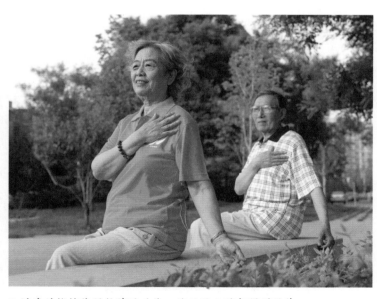

● 适度的锻炼能强壮脾脏功能，使五脏六腑都得到滋养